黃帝內經素問

從病因到診治，探究陰陽五行及臟腑經絡，中醫診療的奠基石

楊建宇，郭海燕，李孝英 主編

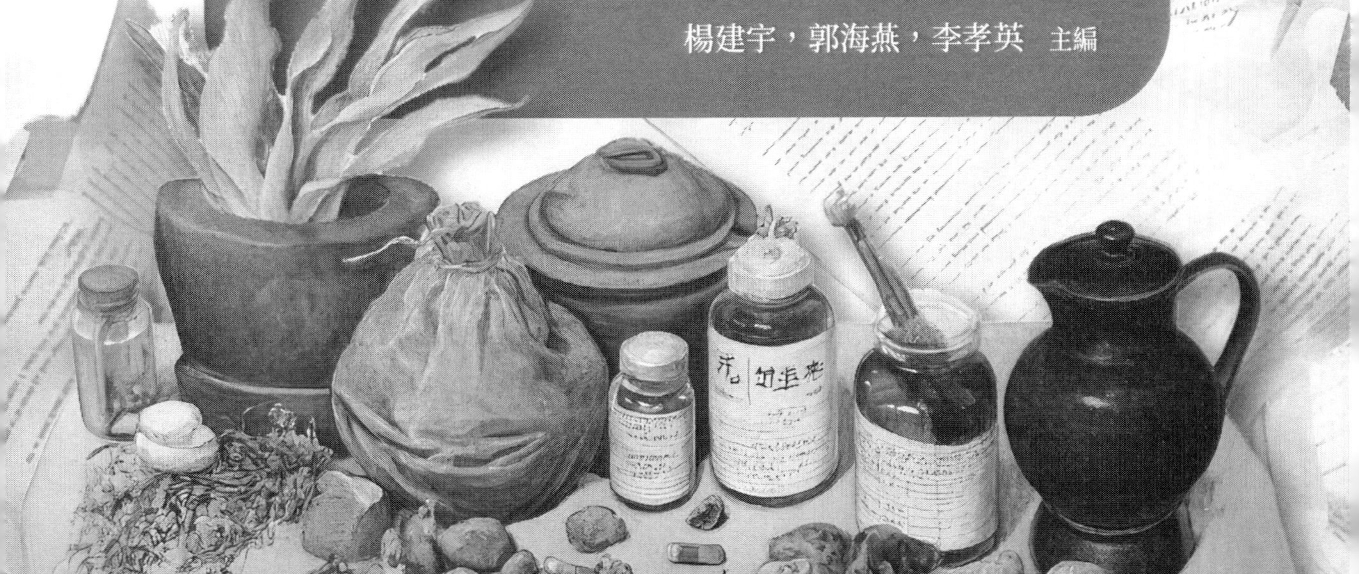

《黃帝內經素問》是中國古代醫學經典
《黃帝內經》的一部分

以黃帝與岐伯等古代醫學家的對話形式進行敘述，
重點探討了中醫的基本理論、病因病機、診斷方法、治療原則以及養生理念，
被視為中醫理論的奠基性經典之一。

編委會

主　編　楊建宇　郭海燕　李孝英

副主編　謝　苗　盛國法　蘇　玲

編　委　段曉翟　優　姚普琪　黃佳馳　魏素麗

組織編寫

中國中醫藥現代遠程教育雜誌社

炎黄中醫師承教育學院經典教研室

河南中醫藥大學經典專家組

中華中醫藥中和醫派楊建宇京畿豫醫工作室

出版者的話

中醫藥凝聚著深邃的哲學智慧和中華民族幾千年的健康養生理念及其實踐經驗，是中國古代科學的瑰寶，也是打開中華文明寶庫的鑰匙；深入研究和科學總結中醫藥學對豐富世界醫學事業、推進生命科學研究具有積極意義，大力發揚中醫藥是未來的重要任務。為了傳承和發揚光大中醫藥學，使中醫藥學更好地為全人類的健康保健和疾病防治服務，我們特從浩如煙海的中醫典籍裏精選了《黄帝内經素問》《黄帝内經靈樞》《神農本草經》《溫病條辨》《難經·難經正義》《新刊王氏脈經》，輯為『典籍裏的中醫叢書』。

『典籍裏的中醫叢書』精選善本，力求復現原文，呈現中醫典籍美篇；堅持繁體豎排，更具有傳統文化底蘊，超顯中醫文獻典籍的書卷之馨；中醫藥典籍源遠流長，版本多甚，文字有異，對書中異體字、通假字徑直統一，減少研閱阻礙；重在原文，少選釋注，僅加句讀，給發皇古義，尋覓先賢之旨留下更大的理性思緒空間，利于學術探研。

期望『典籍裏的中醫叢書』的出版，能充分展現中醫藥學根源與精髓之所在，使廣大的中醫人通過溫習中醫經典、傳承中醫經典、弘揚中醫經典，成就更多中醫大師，為實現『健康中國』做出自己的貢獻。

重廣補注黃帝內經素問序

啟玄子王冰撰 新校正云：按唐人物志冰仕唐為太僕令年八十余以壽終

夫釋縛脫艱，全眞導氣，拯黎元于仁壽，濟羸劣以獲安者，非三聖道則不能致之矣。孔安國序《尚書》曰：伏羲、神農、黃帝之書，謂之三墳，言大道也。班固《漢書・藝文志》曰：《黃帝內經》十八卷。《素問》即其經之九卷也，兼《靈樞》九卷，迺其數焉。雖復年移代革，而授學猶存，懼非其人，而時有所隱，故第七一卷，師氏藏之，今之奉行，惟八卷爾。然而其文簡，其意博，其理奧，其趣深，天地之象分，陰陽之候列，變化之由表，死生之兆彰，不謀而遐邇自同，勿約而幽明斯契，稽其言有徵，驗之事不忒，誠可謂至道之宗，奉生之始矣。假若天機迅發，妙識玄通，蕆謀雖屬乎生知，標格亦資于詁訓，未嘗有行不由逕，出不由戶者也。然刻意研精，探微索隱，或識契眞要，則目牛無全，故動則有成，猶鬼神幽賛，而命世奇傑，時時間出焉。則周有秦公，漢有淳于公，魏有張公、華公，皆得斯妙道者也。咸日新其用，大濟蒸人，華葉遞榮，聲實相副，蓋敎之著矣，亦天之假也。

冰弱齡慕道，夙好養生，幸遇眞經，式為龜鏡。而世本紕繆，篇目重疊，前後不倫，文義懸隔，施行不易，披會亦難，歲月既淹，襲以成弊。或一篇重出，而別立二名；或兩論并吞，而都為一目；或問荅未已，別樹篇題；或脫簡不書，而云世闕。重『合經』而冠『鍼服』，并『方宜』而為『欬篇』，隔『虛實』而為『逆從』，合『經絡』而為『論要』，節『皮部』為『經絡』，退『至教』以『先鍼』，諸如此流，不可勝數。且將升岱嶽，非逕奚為？欲詣扶桑，無舟莫適。迺精勤博訪，而并有其人，歷十二年，方臻理要，詢謀得失，深遂夙心。時于先生郭子齋堂，受得先師張公秘本，文字昭晰，義理環周，一以參詳，群疑冰釋。恐散于末學，絶彼師資，因而撰注，用傳不朽。兼舊藏之卷，合八十一篇二十四卷，勒成一部，冀乎究尾明首，尋注會經，開發童蒙，宣揚至理而已。其中簡脱文斷，義不相接者，搜求經論所有，遷移以補其處。篇目墜缺，指事不明者，量其意趣，加字以昭其義。篇論吞并，義不相涉，闕漏名目者，區分事類，別目以冠篇首。君臣請問，禮儀乖失者，考校尊卑，增益以光其意。錯簡碎文，前後重疊者，詳其指趣，削去繁雜，以存其要。辭理秘密，難麤論述者，別撰《玄珠》，以陳其道。凡所加字，皆朱書其文，使今古必分，字不雜糅。庶厥昭彰聖旨，敷暢玄言，有如列宿高懸，奎張不亂，深泉淨瀅，鱗介咸分，君臣無夭枉之期，夷夏有延齡之望，俾工徒勿誤，學者惟明，至道流行，徽音累屬，千載之後，方知大聖之慈惠無窮。

時大唐寶應元年歲次壬寅序

將仕郎守殿中丞孫兆重改誤

朝奉郎守國子博士同校正醫書上騎都尉賜緋魚袋高保衡

朝奉郎守尚書屯田郎中同校正醫書騎都尉賜緋魚袋孫奇

朝散大夫守光禄卿直秘閣判登聞檢院上護軍林億

黃帝內經素問目録

卷第八……五九

卷第九……七一

卷第一

啟玄子次注林億孫奇高保衡等奉敕校正孫兆重改誤

上古天眞論篇第一

新校正云：按全元起注本在第九卷，王氏重次篇第，移冠篇首。今注逐篇必具全元起本之卷第者，欲存《素問》舊第目，見今之篇次皆王氏之所移也

昔在黃帝，生而神靈，弱而能言，幼而徇齊，長而敦敏，成而登天。迺問于天師曰：余聞上古之人，春秋皆度百歲，而動作不衰；今時之人，年半百而動作皆衰者，時世異耶？人將失之耶？岐伯對曰：上古之人，其知道者，法于陰陽，和于術數，食飲有節，起居有常，不妄作勞，故能形與神俱，而盡終其天年，度百歲迺去。今時之人不然也，以酒為漿，以妄為常，醉以入房，以欲竭其精，以耗散其眞，不知持滿，不時禦神，務快其心，逆于生樂，起居無節，故半百而衰也。

夫上古聖人之教下也，皆謂之虛邪賊風，避之有時，恬惔虛無，眞氣從之，精神內守，病安從來。是以志閑而少欲，心安而不懼，形勞而不倦，氣從以順，各從其欲，皆得所願。故美其食，任其服，樂其俗，高下

不相慕，其民故曰朴。是以嗜欲不能勞其目，淫邪不能惑其心，愚智賢不肖，不懼于物，故合于道。所以能年皆度百歲而動作不衰者，以其德全不危也。

帝曰：人年老而無子者，材力盡邪？將天數然也？岐伯曰：女子七歲，腎氣盛，齒更髮長。二七，而天癸至，任脈通，太衝脈盛，月事以時下，故有子。三七，腎氣平均，故眞牙生而長極。四七，筋骨堅，髮長極，身體盛壯。五七，陽明脈衰，面始焦，髮始墮。六七，三陽脈衰于上，面皆焦，髮始白。七七，任脈虛，太衝脈衰少，天癸竭，地道不通，故形壞而無子也。丈夫八歲，腎氣實，髮長齒更。二八，腎氣盛，天癸至，精氣溢寫，陰陽和，故能有子。三八，腎氣平均，筋骨勁強，故眞牙生而長極。四八，筋骨隆盛，肌肉滿壯。五八，腎氣衰，髮墮齒槁。六八，陽氣衰竭于上，面焦，髮鬢頒白。七八，肝氣衰，筋不能動，天癸竭，精少，腎藏衰，形體皆極。八八，則齒髮去。腎者主水，受五藏六府之精而藏之，故五藏盛，迺能寫。今五藏皆衰，筋骨解墮，天癸盡矣，故髮鬢白，身體重，行步不正，而無子耳。

帝曰：有其年已老，而有子者，何也？岐伯曰：此其天壽過度，氣脈常通，而腎氣有余也。此雖有子，男不過盡八八，女不過盡七七，而天地之精氣皆竭矣。

帝曰：夫道者，年皆百數，能有子乎？岐伯曰：夫道者能却老而全形，身年雖壽，能生子也。

黃帝曰：余聞上古有眞人者，提挈天地，把握陰陽，呼吸精氣，獨立守神，肌肉若一，故能壽敝天地，無有終時，此其道生。中古之時，有至人者，淳德全道，和于陰陽，調于四時，去世離俗，積精全神，遊行天地之間，視聽八達之外，此蓋益其壽命而强者也，亦歸于眞人。其次有聖人者，處天地之和，從八風之理，適嗜欲于世俗之間，無恚嗔之心，行不欲離于世，被服章，舉不欲觀于俗，外不勞形于事，内無思想之患，以恬愉為務，以自得為功，形體不敝，精神不散，亦可以百數。其次有賢人者，法則天地，象似日月，辯列星辰，逆從陰陽，分别四時，將從上古合同于道，亦可使益壽而有極時。

四氣調神大論篇第二

新校正云：按全元起本在第九卷

春三月，此謂發陳。天地俱生，萬物以榮，夜卧早起，廣步于庭，被髮緩形，以使志生，生而勿殺，予而勿奪，賞而勿罰，此春氣之應，養生之道也；逆之則傷肝，夏為寒變，奉長者少。

夏三月，此謂蕃秀。天地氣交，萬物華實，夜卧早起，無厭于日，使志無怒，使華英成秀，使氣得泄，若所愛在外，此夏氣之應，養長之道也；逆之則傷心，秋為痎瘧，奉收者少，冬至重病。

秋三月，此謂容平。天氣以急，地氣以明，早卧早起，與雞俱興，使志安寧，以緩秋刑，收斂神氣，使秋氣平，無外其志，使肺氣清，此秋氣之應，養收之道也；逆之則傷肺，冬為飧泄，奉藏者少。

冬三月，此謂閉藏。水冰地坼，無擾乎陽，早卧晚起，必待日光，使志若伏若匿，若有私意，若已有得，去寒就温，無泄皮膚，使氣亟奪，此冬氣之應，養藏之道也；逆之則傷腎，春為痿厥，奉生者少。

天氣清淨，光明者也，藏德不止，故不下也。天明則日月不明，邪害空竅。陽氣者閉塞，地氣者冒明，雲霧不精，則上應白露不下。交通不表，萬物命故不施，不施則名木多死。惡氣不發，風雨不節，白露不下，則菀槀不榮。賊風數至，暴雨數起，天地四時不相保，與道相失，則未央絶滅。唯聖人從之，故身無奇病，萬物不失，生氣不竭。

逆春氣則少陽不生，肝氣内變。逆夏氣則太陽不長，心氣内洞。逆秋氣則太陰不收，肺氣焦滿。逆冬氣則少陰不藏，腎氣獨沈。

夫四時陰陽者，萬物之根本也，所以聖人春夏養陽，秋冬養陰，以從其根，故與萬物沈浮于生長之門。逆其根則伐其本，壞其眞矣。故陰陽四時者，萬物之終始也，死生之本也；逆之則災害生，從之則苛疾不起，是謂得道。道者，聖人行之，愚者佩之。從陰陽則生，逆之則死；從之則治，逆之則亂。反順為逆，是謂内格。

是故聖人不治已病，治未病；不治已亂，治未亂，此之謂也。夫病已成而後藥之，亂已成而後治之，譬猶渴而穿井，鬬而鑄錐，不亦晚乎？

生氣通天論篇第三

新校正云：按全元起注本在第四卷

黃帝曰：夫自古通天者，生之本，本于陰陽。天地之間，六合之内，其氣九州、九竅、五藏、十二節，皆通乎天氣。其生五，其氣三，數犯此者，則邪氣傷人，此壽命之本也。

蒼天之氣，清淨則志意治，順之則陽氣固，雖有賊邪，弗能害也，此因時之序。故聖人傳精神，服天氣而通神明。失之則内閉九竅，外壅肌肉，衛氣散解，此謂自傷，氣之削也。

陽氣者，若天與日，失其所則折壽而不彰，故天運當以日光明。是故陽因而上，衛外者也。

因于寒，欲如運樞，起居如驚，神氣迺浮。因于暑，汗煩則喘喝，靜則多言，體若燔炭，汗出而散。因于濕，首如裹，濕熱不攘，大筋緛短，小筋弛長，緛短為拘，弛長為痿。因于氣，為腫，四維相代，陽氣迺竭。

陽氣者，煩勞則張，精絶，辟積于夏，使人煎厥。目盲不可以視，耳閉不可以聽，潰潰乎若壞都，汩汩乎不可止。

陽氣者，大怒則形氣絶而血菀于上，使人薄厥。有傷于筋，縱，其若不容。汗出偏沮，使人偏枯。汗出見濕，迺生痤疿。高梁之變，足生大丁，受如持虚。勞汗當風，寒薄為皶，鬱迺痤。

陽氣者，精則養神，柔則養筋。開闔不得，寒氣從之，迺生大僂。陷脈為瘻，留連肉腠，俞氣化薄，傳為善畏，及為驚駭。營氣不從，逆于肉理，迺生癰腫。魄汗未盡，形弱而氣爍，穴俞以閉，發為風瘧。故風者，百病之始也，清靜則肉腠閉拒，雖有大風苛毒，弗之能害，此因時之序也。

故病久則傳化，上下不并，良醫弗為。故陽畜積病死，而陽氣當隔。隔者當寫，不亟正治，麤迺敗之。

故陽氣者，一日而主外。平旦人氣生，日中而陽氣隆，日西而陽氣已虛，氣門迺閉。是故暮而收拒，無擾筋骨，無見霧露，反此三時，形迺困薄。

岐伯曰：陰者，藏精而起亟也；陽者，衛外而為固也。陰不勝其陽，則脈流薄疾，并迺狂。陽不勝其陰，則五藏氣爭，九竅不通。是以聖人陳陰陽，筋脈和同，骨髓堅固，氣血皆從。如是則内外調和，邪不能害，耳目聰明，氣立如故。

風客淫氣，精迺亡，邪傷肝也。因而飽食，筋脈橫解，腸澼為痔。因而大飲，則氣逆。因而強力，腎氣迺傷，高骨迺壞。

凡陰陽之要，陽密迺固，兩者不和，若春無秋，若冬無夏。因而和之，是謂聖度。故陽強不能密，陰氣迺絕；陰平陽秘，精神迺治；陰陽離決，精氣迺絕。

因于露風，迺生寒熱。是以春傷于風，邪氣留連，迺為洞泄。夏傷于暑，秋為痎瘧。秋傷于濕，上逆而欬，發為痿厥。冬傷于寒，春必温病。四時之氣，更傷五藏。

陰之所生，本在五味；陰之五宮，傷在五味。是故味過于痠，肝氣以津，脾氣迺絕。味過于鹹，大骨氣勞，短肌，心氣抑。味過于甘，心氣喘滿，色黑，腎氣不衡。味過于苦，脾氣不濡，胃氣廼厚。味過于辛，筋脈沮弛，精神廼央。是故謹和五味，骨正筋柔，氣血以流，腠理以密，如是則骨氣以精。謹道如法，長有天命。

金匱眞言論篇第四

新校正云：按全元起注本在第四卷

黄帝問曰：天有八風，經有五風，何謂？岐伯對曰：八風發邪以為經風，觸五藏，邪氣發病。所謂得四時之勝者，春勝長夏，長夏勝冬，冬勝夏，夏勝秋，秋勝春，所謂四時之勝也。

東風生于春，病在肝，俞在頸項；南風生于夏，病在心，俞在胷脇；西風生于秋，病在肺，俞在肩背；北風生于冬，病在腎，俞在䯙股；中央為土，病在脾，俞在脊。故春氣者，病在頭；夏氣者，病在藏；秋氣者，病在肩背；冬氣者，病在四支。故春善病鼽衄，仲夏善病胷脇，長夏善病洞泄寒中，秋善病風瘧，冬善病痹厥。故冬不按蹻，春不鼽衄；春不病頸項，仲夏不病胷肋；長夏不病洞泄寒中，秋不病風瘧，冬不病痹厥，飧泄而汗出也。夫精者，身之本也。故藏于精者，春不病温。夏暑汗不出者，秋成風瘧，此平人脈法也。

故曰：陰中有陰，陽中有陽。平旦至日中，天之陽，陽中之陽也；日中至黄昏，天之陽，陽中之陰也；合夜至雞鳴，天之陰，陰中之陰也；雞鳴至平旦，天之陰，陰中之陽也。故人亦應之，夫言人之陰陽，則外為陽，内為陰。言人身之陰陽，則背為陽，腹為陰。言人身之藏府中陰陽，則藏者為陰，府者為陽。肝、心、脾、肺、腎，五藏皆為陰，膽、胃、大腸、小腸、膀胱、三焦，六府皆為陽。所以欲知陰中之陰，陽中之陽者，何也？為冬病在陰，夏病在陽，春病在陰，秋病在陽，皆視其所在，為施鍼石也。故背為陽，陽中之陽，心也；背為陽，陽中之陰，肺也；腹為陰，陰中之陰，腎也；腹為陰，陰中之陽，肝也；腹為陰，陰中之至陰，脾也。此皆陰陽表裏，内外雌雄，相輸應也。故以應天之陰陽也。

帝曰：五藏應四時，各有收受乎？岐伯曰：有。東方青色，入通于肝，開竅于目，藏精于肝。其病發驚駭，其味痠，其類草木，其畜雞，其谷麥，其應四時，上為歲星。是以春氣在頭也。其音角，其數八，是以知病之在筋也，其臭臊。南方赤色，入通于心，開竅于耳，藏精于心，故病在五藏。其味苦，其類火，其畜羊，其谷黍，其應四時，上為熒惑星。是以知病之在脈也。其音徵，其數七，其臭焦。中央黃色，入通于脾，開竅于口，藏精于脾，故病在舌本。其味甘，其類土，其畜牛，其谷稷，其應四時，上為鎮星。是以知病之在肉也。其音宮，其數五，其臭香。西方白色，入通于肺，開竅于鼻，藏精于肺，故病在背。其味辛，其類金，其畜馬，其谷稻，其應四時，上為太白星。是以知病之在皮毛也。其音商，其數九，其臭腥。北方黑色，入通于腎，開竅于二陰，藏精于腎，故病在谿。其味鹹，其類水，其畜彘，其谷豆，其應四時，上為辰星。是以知病之在骨也。其音羽，其數六，其臭腐。故善為脈者，謹察五藏六府，一逆一從，陰陽表裏，雌雄之紀，藏之心意，合心于精，非其人勿教，非其眞勿授，是謂得道。

卷第二

啟玄子次注林億孫奇高保衡等奉敕校正孫兆重改誤

陰陽應象大論篇第五

新校正云：按全元起本在第九卷

黄帝曰：陰陽者，天地之道也，萬物之綱紀，變化之父母，生殺之本始，神明之府也。治病必求于本。

故積陽為天，積陰為地。陰靜陽燥，陽生陰長，陽殺陰藏，陽化氣，陰成形。寒極生熱，熱極生寒，寒氣生濁，熱氣生清。清氣在下，則生飧泄；濁氣在上，則生䐜脹。此陰陽反作，病之逆從也。

故清陽為天，濁陰為地；地氣上為雲，天氣下為雨；雨出地氣，雲出天氣。故清陽出上竅，濁陰出下竅；清陽發腠理，濁陰走五藏；清陽實四支，濁陰歸六府。

水為陰，火為陽；陽為氣，陰為味。味歸形，形歸氣；氣歸精，精歸化。精食氣，形食味；化生精，氣生形。味傷形，氣傷精；精化為氣，氣傷于味。

陰味出下竅；陽氣出上竅。味厚者為陰，薄為陰之陽。氣厚者為陽，薄為陽之陰。味厚則泄，薄則通。氣薄則發泄，厚則發熱。壯火之氣衰，少火之氣壯。壯火食氣，氣食少火。壯火散氣，少火生氣。氣味，辛甘發散為陽，痠苦涌泄為陰。

陰勝則陽病，陽勝則陰病。陽勝則熱，陰勝則寒。重寒則熱，重熱則寒。寒傷形，熱傷氣。氣傷痛，形傷腫。故先痛而後腫者，氣傷形也；先腫而後痛者，形傷氣也。

風勝則動，熱勝則腫，燥勝則干，寒勝則浮，濕勝則濡寫。

天有四時五行，以生長收藏，以生寒暑燥濕風。人有五藏化五氣，以生喜怒悲憂恐。故喜怒傷氣，寒暑傷形。暴怒傷陰，暴喜傷陽。厥氣上行，滿脈去形。喜怒不節，寒暑過度，生迺不固。故重陰必陽，重陽必陰。故曰：冬傷于寒，春必温病；春傷于風，夏生飧泄；夏傷于暑，秋必痎瘧；秋傷于濕，冬生欬嗽。

帝曰：余聞上古聖人，論理人形，列別藏府，端絡經脈，會通六合，各從其經，氣穴所發，各有處名，谿谷屬骨，皆有所起。分部逆從，各有條理。四時陰陽，盡有經紀。外内之應，皆有表裏，其信然乎？岐伯對曰：東方生風，風生木，木生痠，痠生肝，肝生筋，筋生心，肝主目。其在天為玄，在人為道，在地為化。化生五味，道生智，玄生神。神在天為風，在地為木，在體為筋，在藏為肝，在色為蒼，在音為角，在聲為呼，在變動為握，在竅為目，在味為痠，在志為怒。怒傷肝，悲勝怒，風傷筋，燥勝風，痠傷筋，辛勝痠。

南方生熱，熱生火，火生苦，苦生心，心生血，血生脾，心主舌。其在天為熱，在地為火，在體為脈，在藏為心，在色為赤，在音為徵，在聲為笑，在變動為憂，在竅為舌，在味為苦，在志為喜。喜傷心，恐勝喜，熱傷氣，寒勝熱，苦傷氣，鹹勝苦。

中央生濕，濕生土，土生甘，甘生脾，脾生肉，肉生肺，脾主口。其在天為濕，在地為土，在體為肉，在藏為脾，在色為黃，在音為宮，在聲為歌，在變動為噦，在竅為口，在味為甘，在志為思。思傷脾，怒勝思，濕傷肉，風勝濕，甘傷肉，痠勝甘。

西方生燥，燥生金，金生辛，辛生肺，肺生皮毛，皮毛生腎，肺主鼻。其在天為燥，在地為金，在體為皮毛，在藏為肺，在色為白，在音為商，在聲為哭，在變動為欬，在竅為鼻，在味為辛，在志為憂。憂傷肺，喜勝憂，熱傷皮毛，寒勝熱，辛傷皮毛，苦勝辛。

北方生寒，寒生水，水生鹹，鹹生腎，腎生骨髓，髓生肝，腎主耳。其在天為寒，在地為水，在體為骨，在藏為腎，在色為黑，在音為羽，在聲為呻，在變動為慄，在竅為耳，在味為鹹，在志為恐。恐傷腎，思勝恐，寒傷血，燥勝寒，鹹傷血，甘勝鹹。

故曰：天地者，萬物之上下也；陰陽者，血氣之男女也；左右者，陰陽之道路也；水火者，陰陽之徵兆也；陰陽者，萬物之能始也。故曰：陰在內，陽之守也，陽在外，陰之使也。

帝曰：法陰陽柰何？岐伯曰：陽盛則身熱，腠理閉，喘麤為之俛抑，汗不出而熱，齒干以煩寃，腹滿死，能冬不能夏。陰勝則身寒，汗出身常清，數慄而寒，寒則厥，厥則腹滿死，能夏不能冬。此陰陽更勝之變，病之形能也。

帝曰：調此二者，柰何？岐伯曰：能知七損八益，則二者可調，不知用此，則早衰之節也。年四十，而陰氣自半也，起居衰矣。年五十，體重，耳目不聰明矣。年六十，陰痿，氣大衰，九竅不利，下虛上實，涕泣俱出矣。故曰：知之則強，不知則老，故同出而名異耳。智者察同，愚者察異，愚者不足，智者有余，有余則耳目聰明，身體輕强，老者復壯，壯者益治。是以聖人為無為之事，樂恬憺之能，從欲快志于虛無之守，故壽命無窮，與天地終，此聖人之治身也。

天不足西北，故西北方陰也，而人右耳目不如左明也。地不滿東南，故東南方陽也，而人左手足不如右強也。帝曰：何以然？岐伯曰：東方陽也，陽者其精并于上，并于上則上明而下虛，故使耳目聰明而手足不便也。西方陰也，陰者其精并于下，并于下則下盛而上虛，故其耳目不聰明而手足便也。故俱感于邪，其在上則右甚，在下則左甚，此天地陰陽所不能全也，故邪居之。

故天有精，地有形，天有八紀，地有五理，故能為萬物之父母。清陽上天，濁陰歸地，是故天地之動靜，神明為之綱紀，故能以生長收藏，終而復始。惟賢人上配天以養頭，下象地以養足，中傍人事以養五藏。天氣通于肺，地氣通于嗌，風氣通于肝，雷氣通于心，谷氣通于脾，雨氣通于腎。六經為川，腸胃為海，九竅為水注之氣。以天地為之陰陽，陽之汗以天地之雨名之；陽之氣以天地之疾風名之。暴氣象雷，逆氣象陽。故治不法天之紀，不用地之理，則災害至矣。

故邪風之至，疾如風雨，故善治者治皮毛，其次治肌膚，其次治筋脈，其次治六府，其次治五藏。治五藏者，半死半生也。故天之邪氣感，則害人五藏；水谷之寒熱，感則害于六府；地之濕氣，感則害皮肉筋脈。

故善用鍼者，從陰引陽，從陽引陰，以右治左，以左治右，以我知彼，以表知裏，以觀過與不及之理，見微得過，用之不殆。

善診者，察色按脈，先別陰陽，審清濁而知部分；視喘息，聽音聲，而知所苦；觀權衡規矩，而知病所主；按尺寸，觀浮沈滑濇，而知病所生。以治無過，以診則不失矣。

故曰：病之始起也，可刺而已；其盛，可待衰而已。故因其輕而揚之，因其重而減之，因其衰而彰之。形不足者，温之以氣；精不足者，補之以味。其高者，因而越之；其下者，引而竭之；中滿者，寫之于內。其有邪者，漬形以為汗；其在皮者，汗而發之；其慓悍者，按而收之；其實者，散而寫之。審其陰陽，以別柔剛。陽病治陰，陰病治陽。定其血氣，各守其鄉。血實宜決之，氣虛宜掣引之。

陰陽離合論篇第六

新校正云：按全元起本在第三卷

黃帝問曰：余聞天為陽，地為陰，日為陽，月為陰。大小月三百六十日成一歲，人亦應之。今三陰三陽不應陰陽，其故何也？岐伯對曰：陰陽者，數之可十，推之可百，數之可千，推之可萬，萬之大不可勝數，然其要一也。天覆地載，萬物方生。未出地者，命曰陰處，名曰陰中之陰；則出地者，命曰陰中之陽。陽予之正，陰為之主。故生因春，長因夏，收因秋，藏因冬。失常則天地四塞。陰陽之變，其在人者，亦數之可數。

帝曰：願聞三陰三陽之離合也。岐伯曰：聖人南面而立，前曰廣明，後曰太衝。太衝之地，名曰少陰；少陰之上，名曰太陽。太陽根起于至陰，結于命門，名曰陰中之陽。中身而上，名曰廣明，廣明之下，名曰太陰，太陰之前，名曰陽明。陽明根起于厲兑，名曰陰中之陽。厥陰之表，名曰少陽。少陽根起于竅陰，名曰陰中之少陽。是故三陽之離合也：太陽為開，陽明為闔，少陽為樞。三經者，不得相失也，搏而勿浮，命曰一陽。

帝曰：願聞三陰？岐伯曰：外者為陽，內者為陰。然則中為陰，其衝在下，名曰太陰，太陰根起于隱白，名曰陰中之陰。太陰之後，名曰少陰，少陰根起于涌泉，名曰陰中之少陰。少陰之前，名曰厥陰，厥陰根起于大敦，陰之絶陽，名曰陰之絶陰。是故三陰之離合也，太陰為開，厥陰為闔，少陰為樞。三經者不得相失也，搏而勿沈，名曰一陰。陰陽𧱓𧱓，積傳為一周，氣裏形表，而為相成也。

陰陽別論篇第七

新校正云：按全元起本在第四卷

黃帝問曰：人有四經十二從，何謂？岐伯對曰：四經應四時；十二從應十二月；十二月應十二脈。

脈有陰陽，知陽者知陰，知陰者知陽。凡陽有五，五五二十五陽。所謂陰者，眞藏也。見則為敗，敗必死也。所謂陽者，胃脘之陽也。別于陽者，知病處也，別于陰者，知死生之期。三陽在頭，三陰在手，所謂一也。別于陽者，知病忌時，別于陰者，知死生之期。謹熟陰陽，無與衆謀。所謂陰陽者，去者為陰，至者為陽，靜者為陰，動者為陽，遲者為陰，數者為陽。凡持眞脈之藏脈者，肝至懸絶急，十八日死；心至懸絶，九日死；肺至懸絶，十二日死；腎至懸絶，七日死；脾至懸絶，四日死。

曰：二陽之病發心脾，有不得隱曲，女子不月；其傳為風消，其傳為息賁者，死不治。曰：三陽為病發寒熱，下為癰腫，及為痿厥，腨痟；其傳為索澤，其傳為頽疝。曰：一陽發病，少氣，善欬，善泄；其傳為心掣，其傳為隔。二陽一陰發病，主驚駭、背痛、善噫、善欠，名曰風厥。二陰一陽發病，善脹、心滿善氣。三陽三陰發病，為偏枯痿易，四支不舉。

鼓一陽曰鉤，鼓一陰曰毛，鼓陽勝急曰絃，鼓陽至而絶曰石，陰陽相過曰溜。

陰爭于內，陽擾于外，魄汗未藏，四逆而起，起則熏肺，使人喘鳴。陰之所生，和本曰和。是故剛與剛，陽氣破散，陰氣廼消亡。淖則剛柔不和，經氣廼絶。

死陰之屬，不過三日而死；生陽之屬，不過四日而死。所謂生陽死陰者，肝之心謂之生陽，心之肺謂之死陰，肺之腎謂之重陰，腎之脾謂之辟陰，死不治。

結陽者，腫四支。結陰者，便血一升，再結二升，三結三升。陰陽結斜，多陰少陽曰石水，少腹腫。二陽結，謂之消。三陽結，謂之隔。三陰結，謂之水。一陰一陽結，謂之喉痺。

陰搏陽別，謂之有子。陰陽虚，腸辟死。陽加于陰，謂之汗。陰虚陽搏，謂之崩。三陰俱搏，二十日夜半死；二陰俱搏，十三日夕時死；一陰俱搏，十日死；三陽俱搏且鼓，三日死；三陰三陽俱搏，心腹滿，發盡不得隱曲，五日死；二陽俱搏，其病温，死不治，不過十日死。

卷第三

啟玄子次注林億孫奇高保衡等奉敕校正孫兆重改誤

靈蘭秘典論篇第八

新校正云：按全元起本名十二藏相使，在第三卷

黃帝問曰：願聞十二藏之相使，貴賤何如？岐伯對曰：悉乎哉問也。請遂言之！心者，君主之官也，神明出焉。肺者，相傅之官，治節出焉。肝者，將軍之官，謀慮出焉。膽者，中正之官，決斷出焉。膻中者，臣使之官，喜樂出焉。脾胃者，倉廩之官，五味出焉。大腸者，傳道之官，變化出焉。小腸者，受盛之官，化物出焉。腎者，作強之官，伎巧出焉。三焦者，決瀆之官，水道出焉。膀胱者，州都之官，津液藏焉，氣化則能出矣。凡此十二官者，不得相失也。故主明則下安，以此養生則壽，歿世不殆，以為天下則大昌。主不明則十二官危，使道閉塞而不通，形廼大傷，以此養生則殃，以為天下者，其宗大危，戒之戒之。

至道在微，變化無窮，孰知其原。窘乎哉，消者瞿瞿，孰知其要。閔閔之當，孰者為良。恍惚之數，生于毫氂，

毫氂之數，起于度量，千之萬之，可以益大，推之大之，其形迺制。黄帝曰：善哉，余聞精光之道，大聖之業，而宣明大道，非齋戒擇吉日不敢受也。黄帝迺擇吉日良兆，而藏靈蘭之室，以傳保焉。

六節藏象論篇第九

新校正云：按全元起注本在第三卷

黃帝問曰：余聞天以六六之節，以成一歲，人以九九制會，計人亦有三百六十五節，以為天地，久矣。不知其所謂也？岐伯對曰：昭乎哉問也，請遂言之！夫六六之節，九九制會者，所以正天之度，氣之數也。天度者，所以制日月之行也，氣數者，所以紀化生之用也。天為陽，地為陰；日為陽，月為陰；行有分紀，周有道理。日行一度，月行十三度而有奇焉。故大小月三百六十五日而成歲，積氣余而盈閏矣。立端于始，表正于中，推余于終，而天度畢矣。

帝曰：余已聞天度矣。願聞氣數，何以合之？岐伯曰：天以六六為節，地以九九制會，天有十日，日六竟而周甲，甲六復而終歲，三百六十日法也。夫自古通天者，生之本，本于陰陽。其氣九州九竅，皆通乎天氣。故其生五，其氣三。三而成天，三而成地，三而成人，三而三之，合則為九。九分為九野，九野為九藏；故形藏四，神藏五，合為九藏以應之也。

帝曰：余已聞六六、九九之會也，夫子言積氣盈閏，願聞何謂氣？請夫子發蒙解惑焉。岐伯曰：此上帝所秘，先師傳之也。帝曰：請遂聞之。岐伯曰：五日謂之候，三候謂之氣，六氣謂之時，四時謂之歲，而各從其主治焉。五運相襲而皆治之，終期之日，周而復始，時立氣布，如環無端，候亦同法。故曰不知年之所加，氣之盛衰，虛實之所起，不可以為工矣。

帝曰：五運之始，如環無端，其太過不及何如？岐伯曰：五氣更立，各有所勝，盛虛之變，此其常也。帝曰：平氣何如？岐伯曰，無過者也。帝曰：太過不及柰何？岐伯曰：在經有也。

帝曰：何謂所勝？岐伯曰：春勝長夏，長夏勝冬，冬勝夏，夏勝秋，秋勝春，所謂得五行時之勝，各以氣命其藏。帝曰：何以知其勝？岐伯曰：求其至也，皆歸始春，未至而至，此謂太過，則薄所不勝，而乘所勝也，命曰氣淫不分，邪僻內生，工不能禁。至而不至，此謂不及，則所勝妄行，而所生受病，所不勝薄之也，命曰氣迫。所謂求其至者，氣至之時也。謹候其時，氣可與期，失時反候，五治不分，邪僻內生，工不能禁也。

帝曰：有不襲乎？岐伯曰：蒼天之氣，不得無常也。氣之不襲是謂非常，非常則變矣。帝曰：非常而變柰何？岐伯曰：變至則病，所勝則微，所不勝則甚。因而重感于邪則死矣，故非其時則微，當其時則甚也。

帝曰：善。余聞氣合而有形，因變以正名。天地之運，陰陽之化，其于萬物孰少孰多，可得聞乎？岐伯曰：悉哉問也，天至廣，不可度，地至大，不可量。大神靈問，請陳其方。草生五色，五色之變，不可勝視，草生五味，五味之美，不可勝極，嗜欲不同，各有所通。天食人以五氣，地食人以五味。五氣入鼻，藏于心肺，上使五色脩明，音聲能彰；五味入口，藏于腸胃，味有所藏，以養五氣，氣和而生，津液相成，神迺自生。

帝曰：藏象何如？岐伯曰：心者，生之本，神之變也；其華在面，其充在血脈，為陽中之太陽，通于夏氣。肺者，氣之本，魄之處也；其華在毛，其充在皮，為陽中之太陰，通于秋氣。腎者，主蟄，封藏之本，精之處也；

其華在髮，其充在骨，為陰中之少陰，通于冬氣。肝者，罷極之本，魂之居也；其華在爪，其充在筋，以生血氣，其味痠，其色蒼，此為陽中之少陽，通于春氣。脾、胃、大腸、小腸、三焦、膀胱者，倉廩之本，營之居也，名曰器，能化糟粕，轉味而入出者也，其華在脣四白，其充在肌，其味甘，其色黄，此至陰之類，通于土氣。凡十一藏，取決于膽也。

故人迎一盛病在少陽、二盛病在太陽、三盛病在陽明、四盛已上為格陽。寸口一盛病在厥陰、二盛病在少陰、三盛病在太陰、四盛已上為關陰。人迎與寸口俱盛四倍已上為關格。關格之脈，羸不能極于天地之精氣，則死矣。

五藏生成篇第十

新校正云：詳全元起本在第九卷。按此篇云《五藏生成篇》而不云論者，蓋此篇直記五藏生成之事，而無問荅論議之辭，故不云論。後不言論者，義皆倣此

心之合脈也，其榮色也，其主腎也。肺之合皮也，其榮毛也，其主心也。肝之合筋也，其榮爪也，其主肺也。脾之合肉也，其榮脣也，其主肝也。腎之合骨也，其榮髮也，其主脾也。

是故多食咸，則脈凝泣而變色；多食苦，則皮稾而毛拔；多食辛，則筋急而爪枯；多食痠，則肉胝䐢而脣揭；多食甘，則骨痛而髮落，此五味之所傷也。故心欲苦，肺欲辛，肝欲痠，脾欲甘，腎欲咸，此五味之所合也。

五藏之氣，故色見青如草茲者死，黃如枳實者死，黑如炲者死，赤如衃血者死，白如枯骨者死，此五色之見死也。青如翠羽者生，赤如雞冠者生，黃如蟹腹者生，白如豕膏者生，黑如烏羽者生，此五色之見生也。生于心，如以縞裹朱。生于肺，如以縞裹紅。生于肝，如以縞裹紺。生于脾，如以縞裹栝樓實。生于腎，如以縞裹紫。此五藏所生之外榮也。

色味當五藏，白當肺辛，赤當心苦，青當肝痠，黃當脾甘，黑當腎咸。故白當皮，赤當脈，青當筋，黃當肉，黑當骨。

諸脈者，皆屬于目；諸髓者，皆屬于腦；諸筋者，皆屬于節；諸血者，皆屬于心；諸氣者，皆屬于肺，

此四支八谿之朝夕也。故人卧血歸于肝，肝受血而能視，足受血而能步，掌受血而能握，指受血而能攝。卧出而風吹之，血凝于膚者為痺，凝于脈者為泣，凝于足者為厥。此三者，血行而不得反其空，故為痺厥也。人有大谷十二分，小谿三百五十四名，少十二俞，此皆衛氣之所留止，邪氣之所客也，鍼石緣而去之。

診病之始，五決為紀。欲知其始，先建其母。所謂五決者，五脈也。是以頭痛巔疾，下虛上實，過在足少陰巨陽，甚則入腎。徇蒙招尤，目冥耳聾，下實上虛，過在足少陽厥陰，甚則入肝。腹滿䐜脹，支鬲胠脇，下厥上冒，過在足太陰陽明。欬嗽上氣，厥在胷中，過在手陽明太陰。心煩頭痛，病在鬲中，過在手巨陽少陰。

夫脈之小大滑濇浮沈，可以指別。五藏之象，可以類推。五藏相音，可以意識。五色微診，可以目察。能合脈色，可以萬全。赤脈之至也，喘而堅。診曰：有積氣在中，時害于食名曰心痺。得之外疾，思慮而心虛，故邪從之。白脈之至也，喘而浮。上虛下實，驚，有積氣在胷中，喘而虛。名曰肺痺。寒熱，得之醉而使內也。青脈之至也。長而左右彈。有積氣在心下，支胠。名曰肝痺。得之寒濕，與疝同法。䯒痛足清頭痛。黄脈之至也，大而虛。有積氣在腹中，有厥氣，名曰厥疝。女子同法，得之疾使四支，汗出當風。黑脈之至也，上堅而大。有積氣在小腹與陰，名曰腎痺。得之沐浴，清水而卧。

凡相五色之奇脈，面黄目青，面黄目赤，面黄目白，面黄目黑者，皆不死也。面青目赤，面赤目白，面青目黑，面黑目白，面赤目青，皆死也。

五藏別論篇第十一 新校正云：按全元起本在第五卷

黄帝問曰：余聞方士，或以腦髓為藏，或以腸胃為藏，或以為府。敢問更相反，皆自謂是，不知其道，願聞其說。岐伯對曰：腦、髓、骨、脈、膽、女子胞，此六者地氣之所生也。皆藏于陰而象于地，故藏而不寫，名曰奇恒之府。夫胃、大腸、小腸、三焦、膀胱，此五者天氣之所生也，其氣象天，故寫而不藏。此受五藏濁氣，名曰傳化之府，此不能久留，輸寫者也。魄門亦為五藏使，水谷不得久藏。所謂五藏者，藏精氣而不寫也，故滿而不能實。六府者，傳化物而不藏，故實而不能滿也。所以然者，水谷入口則胃實而腸虛，食下則腸實而胃虛。故曰實而不滿，滿而不實也。

帝曰：氣口何以獨為五藏主？岐伯曰：胃者水谷之海，六府之大源也。五味入口，藏于胃以養五藏氣，氣口亦太陰也。是以五藏六府之氣味，皆出于胃，變見于氣口。故五氣入鼻，藏于心肺，心肺有病，而鼻為之不利也。

凡治病必察其下，適其脈，觀其志意，與其病也。拘于鬼神者，不可與言至德；惡于鍼石者，不可與言至巧。病不許治者，病必不治，治之無功矣。

卷第四

啟玄子次注林億孫奇高保衡等奉敕校正孫兆重改誤

異法方宜論篇第十二

新校正云：按全元起本在第九卷

黃帝問曰：醫之治病也，一病而治各不同，皆愈，何也？岐伯對曰：地勢使然也。故東方之域，天地之所始生也。魚鹽之地，海濱傍水，其民食魚而嗜鹹，皆安其處，美其食。魚者使人熱中，鹽者勝血，故其民皆黑色踈理。其病皆為癰瘍，其治宜砭石。故砭石者，亦從東方來。

西方者，金玉之域，沙石之處，天地之所收引也。其民陵居而多風，水土剛強，其民不衣而褐薦，其民華食而脂肥，故邪不能傷其形體，其病生于內，其治宜毒藥。故毒藥者，亦從西方來。

北方者，天地所閉藏之域也。其地高陵居，風寒冰冽，其民樂野處而乳食，藏寒生滿病，其治宜灸焫。

故灸焫者，亦從北方來。

南方者，天地所長養，陽之所盛處也。其地下，水土弱，霧露之所聚也。其民嗜痠而食胕，故其民皆緻理而赤色，其病攣痹，其治宜微鍼。故九鍼者，亦從南方來。

中央者，其地平以濕，天地所以生萬物也衆。其民食雜而不勞，故其病多痿厥寒熱。其治宜導引按蹻，故導引按蹻者，亦從中央出也。

故聖人雜合以治，各得其所宜，故治所以異而病皆愈者，得病之情，知治之大體也。

移精變氣論篇第十三

新校正云：按全元起本在第二卷

黄帝問曰：余聞古之治病，惟其移精變氣，可祝由而已。今世治病，毒藥治其内，鍼石治其外，或愈或不愈，何也？

岐伯對曰：往古人居禽獸之閒，動作以避寒，陰居以避暑，内無眷慕之累，外無伸官之形，此恬憺之世，邪不能深入也。故毒藥不能治其内，鍼石不能治其外，故可移精祝由而已。

當今之世不然，憂患緣其内，苦形傷其外，又失四時之從，逆寒暑之宜。賊風數至，虚邪朝夕，内至五藏骨髓，外傷空竅肌膚，所以小病必甚，大病必死。故祝由不能已也。

帝曰：善。余欲臨病人，觀死生，決嫌疑，欲知其要，如日月光，可得聞乎？岐伯曰：色脈者，上帝之所貴也，先師之所傳也。上古使僦貸季，理色脈而通神明，合之金木水火土，四時八風六合，不離其常，變化相移，以觀其妙，以知其要，欲知其要，則色脈是矣。色以應日，脈以應月，常求其要，則其要也。夫色之變化，以應四時之脈，此上帝之所貴，以合于神明也。所以遠死而近生，生道以長，命曰聖王。中古之治病，至而治之，湯液十日，以去八風五痺之病。十日不已，治以草蘇草荄之枝，本末為助，標本已得，邪氣迺服。暮世之治病也，則不然，治不本四時，不知日月，不審逆從，病形已成，迺欲微鍼治其外，湯液治其内，粗工兇兇，以為可攻，故病未已，新病復起。

帝曰：願聞要道。岐伯曰：治之要極，無失色脈，用之不惑，治之大則。逆從到行，標本不得，亡神失國。去故就新，迺得真人。

帝曰：余聞其要于夫子矣，夫子言不離色脈，此余之所知也。岐伯曰：治之極于一。帝曰：何謂一？岐伯曰：一者因得之。帝曰：柰何？岐伯曰：閉戶塞牖，系之病者，數問其情，以從其意，得神者昌，失神者亡。帝曰：善。

湯液醪醴論篇第十四

新校正云：按全元起本在第五卷

黄帝問曰：為五谷湯液及醪醴，柰何？岐伯對曰：必以稻米，炊之稻薪。稻米者完，稻薪者堅。帝曰：何以然？岐伯曰：此得天地之和，高下之宜，故能至完；伐取得時，故能至堅也。

帝曰：上古聖人作湯液醪醴，為而不用，何也？岐伯曰：自古聖人之作湯液醪醴者，以為備耳。夫上古作湯液，故為而弗服也。中古之世，道德稍衰，邪氣時至，服之萬全。帝曰：今之世不必已，何也？岐伯曰：當今之世，必齊毒藥攻其中，鑱石鍼艾治其外也。

帝曰：形弊血盡而功不立者何？岐伯曰：神不使也。帝曰：何謂神不使？岐伯曰：鍼石，道也。精神不進，志意不治，故病不可愈。今精壞神去，榮衛不可復收。何者？嗜欲無窮，而憂患不止，精氣弛壞，榮泣衛除，故神去之而病不愈也。

帝曰：夫病之始生也，極微極精，必先入結于皮膚。今良工皆稱曰病成，名曰逆，則鍼石不能治，良藥不能及也。今良工皆得其法，守其數，親戚兄弟遠近，音聲日聞于耳，五色日見于目，而病不愈者，亦何暇不早乎？岐伯曰：病為本，工為標，標本不得，邪氣不服，此之謂也。

帝曰：其有不從毫毛而生，五藏陽以竭也，津液充郭，其魄獨居，孤精于内，氣耗于外，形不可與衣相保，此四極急而動中，是氣拒于内，而形施于外，治之柰何？岐伯曰：平治于權衡，去宛陳莝，微動四極，温衣，繆刺其處，以復其形。開鬼門，潔淨府，精以時服，五陽已布，疎滌五藏，故精自生，形自盛，骨肉相保，巨氣迺平。帝曰：善。

玉板論要篇第十五 新校正云：按全元起本在第二卷

黃帝問曰：余聞揆度、奇恒，所指不同，用之柰何？岐伯對曰：揆度者，度病之淺深也；奇恒者，言奇病也。請言道之至數，五色脈變，揆度奇恒，道在于一。神轉不迴，迴則不轉，迺失其機。至數之要，迫近以微，著之玉版，命曰合玉機。

容色見上下左右，各在其要。其色見淺者，湯液主治，十日已；其見深者，必齊主治，二十一日已；其見大深者，醪酒主治，百日已；色夭面脫，不治，百日盡已；脈短氣絶，死；病溫虛甚，死。

色見上下左右，各在其要。上為逆，下為從。女子右為逆，左為從；男子左為逆，右為從。易，重陽死，重陰死。陰陽反他，治在權衡相奪，奇恒事也，揆度事也。

搏脈痺躄，寒熱之交。脈孤為消氣，虛泄為奪血。孤為逆，虛為從。行奇恒之法，以太陰始。行所不勝曰逆，逆則死；行所勝曰從，從則活。八風四時之勝，終而復始，逆行一過，不復可數。論要畢矣。

診要經終論篇第十六

新校正云：按全元起本在第二卷

黄帝問曰：診要何如？岐伯對曰：正月、二月，天氣始方，地氣始發，人氣在肝；三月、四月，天氣正方，地氣定發，人氣在脾；五月、六月，天氣盛，地氣高，人氣在頭；七月、八月，陰氣始殺，人氣在肺；九月、十月，陰氣始冰，地氣始閉，人氣在心；十一月、十二月，冰復，地氣合，人氣在腎。

故春刺散俞，及與分理，血出而止，甚者傳氣，間者環也。夏刺絡俞，見血而止，盡氣閉環，痛病必下。秋刺皮膚，循理，上下同法，神變而止。冬刺俞竅于分理，甚者直下，間者散下。春夏秋冬，各有所刺，法其所在。

春刺夏分，脈亂氣微，入淫骨髓，病不能愈，令人不嗜食，又且少氣；春刺秋分，筋攣逆氣，環為欬嗽，病不愈，令人時驚，又且哭；春刺冬分，邪氣著藏，令人脹，病不愈，又且欲言語。

夏刺春分，病不愈，令人解墮；夏刺秋分，病不愈，令人心中欲無言，惕惕如人將捕之；夏刺冬分，病不愈，令人少氣，時欲怒。

秋刺春分，病不已，令人惕然欲有所為，起而忘之；秋刺夏分，病不已，令人益嗜卧，又且善夢；秋刺冬分，病不已，令人洒洒時寒。

冬刺春分，病不已，令人欲卧不能眠，眠而有見；冬刺夏分，病不愈，氣上，發為諸痺；冬刺秋分，病不已，令人善渴。

凡刺胷腹者，必避五藏。中心者，環死；中脾者，五日死；中腎者，七日死；中肺者，五日死；中鬲者，皆為傷中，其病雖愈，不過一歲必死。刺避五藏者，知逆從也。所謂從者，鬲與脾腎之處，不知者反之。刺胷腹者，必以布憿著之，廼從單布上刺，刺之不愈，復刺。刺鍼必肅，刺腫摇鍼，經刺勿摇，此刺之道也。

帝曰：願聞十二經脈之終，柰何？岐伯曰：太陽之脈，其終也，戴眼，反折，瘈瘲，其色白，絶汗廼出，出則死矣。少陽終者，耳聾，百節皆縱，目睘絶系，絶系一日半死，其死也，色先青白，廼死矣。陽明終者，口目動作，善驚，妄言，色黄，其上下經盛，不仁，則終矣。少陰終者，面黑，齒長而垢，腹脹閉，上下不通而終矣。太陰終者，腹脹閉不得息，善噫，善嘔，嘔則逆，逆則面赤，不逆則上下不通，不通則面黑，皮毛焦而終矣。厥陰終者，中熱嗌干，善溺，心煩，甚則舌卷，卵上縮而終矣。此十二經之所敗也。

卷第五

啟玄子次注林億孫奇高保衡等奉敕校正孫兆重改誤

脈要精微論　平人氣象論

脈要精微論篇第十七

新校正云：按全元起本在第六卷

黃帝問曰：診法何如？岐伯對曰：診法常以平旦，陰氣未動，陽氣未散，飲食未進，經脈未盛，絡脈調勻，氣血未亂，故迺可診有過之脈。切脈動靜而視精明，察五色，觀五藏有余不足，六府強弱，形之盛衰，以此參伍，決死生之分。

夫脈者，血之府也，長則氣治，短則氣病，數則煩心，大則病進，上盛則氣高，下盛則氣脹，代則氣衰，細則氣少，濇則心痛，渾渾革至如涌泉，病進而色弊，緜緜其去如絃絶，死。

夫精明五色者，氣之華也。赤欲如白裹朱，不欲如赭；白欲如鵞羽，不欲如鹽；青欲如蒼璧之澤，不欲如藍；黃欲如羅裹雄黃，不欲如黃土；黑欲如重漆色，不欲如地蒼。五色精微象見矣，其壽不久也。夫精明者，所以視萬物，別白黑，審短長。以長為短，以白為黑，如是則精衰矣。

五藏者，中之守也。中盛藏滿，氣勝傷恐者，聲如從室中言，是中氣之濕也；言而微，終日迺復言者，此奪氣也；衣被不斂，言語善惡，不避親踈者，此神明之亂也；倉廩不藏者，是門戶不要也；水泉不止者，是膀胱不藏也。得守者生，失守者死。

夫五藏者，身之強也。頭者，精明之府，頭傾視深，精神將奪矣；背者，胷中之府，背曲肩隨，府將壞矣；腰者，腎之府，轉摇不能，腎將憊矣；膝者，筋之府，屈伸不能，行則僂附，筋將憊矣；骨者，髓之府，不能久立，行則振掉，骨將憊矣。得強則生，失強則死。

岐伯曰：反四時者，有余為精，不足為消。應太過，不足為精；應不足，有余為消。陰陽不相應，病名曰關格。

帝曰：脈其四時動柰何？知病之所在柰何？知病之所變柰何？知病乍在内柰何？知病乍在外柰何？請問此五者，可得聞乎？岐伯曰：請言其與天運轉大也。萬物之外，六合之内，天地之變，陰陽之應，彼春之暖，為夏之暑，彼秋之忿，為冬之怒。四變之動，脈與之上下，以春應中規，夏應中矩，秋應中衡，冬應中權。是故冬至四十五日，陽氣微上，陰氣微下；夏至四十五日，陰氣微上，陽氣微下。陰陽有時，與脈為期，期而相失，知脈所分，分之有期，故知死時。微妙在脈，不可不察，察之有紀，從陰陽始，始之有經，從五行生，生之有度，四時為宜，補寫勿失，與天地如一，得一之情，以知死生。是故聲合五音，色合五行，脈合陰陽。

是知陰盛則夢涉大水恐懼，陽盛則夢大火燔灼，陰陽俱盛則夢相殺毀傷；上盛則夢飛，下盛則夢墮；甚飽則夢予，甚饑則夢取；肝氣盛則夢怒，肺氣盛則夢哭；短蟲多則夢聚衆，長蟲多則夢相擊毀傷。

是故持脈有道，虛靜為保。春日浮，如魚之遊在波；夏日在膚，泛泛乎萬物有余；秋日下膚，蟄蟲將去；冬日在骨，蟄蟲周密，君子居室。故曰：知内者按而紀之，知外者終而始之。此六者，持脈之大法。

心脈搏堅而長，當病舌卷不能言；其耎而散者，當消環自已。肺脈搏堅而長，當病唾血；其耎而散者，當病灌汗，至今不復散發也。肝脈搏堅而長，色不青，當病墜若搏，因血在脇下，令人喘逆；其耎而散，色澤者，當病溢飲。溢飲者，渴暴多飲，而易入肌皮腸胃之外也。胃脈搏堅而長，其色赤，當病折髀；其耎而散者，當病食痺。脾脈搏堅而長，其色黃，當病少氣；其耎而散，色不澤者，當病足䯒腫，若水狀也。腎脈搏堅而長，其色黃而赤者，當病折腰；其耎而散者，當病少血，至今不復也。

帝曰：診得心脈而急，此為何病？病形何如？岐伯曰：病名心疝，少腹當有形也。帝曰：何以言之？岐伯曰：心為牡藏，小腸為之使，故曰少腹當有形也。帝曰：診得胃脈，病形何如？岐伯曰：胃脈實則脹，虛則泄。

帝曰：病成而變，何謂？岐伯曰：風成為寒熱，癉成為消中，厥成為巔疾，久風為飧泄，脈風成為癘。病之變化，不可勝數。

帝曰：諸癰腫筋攣骨痛，此皆安生？岐伯曰：此寒氣之腫，八風之變也。帝曰：治之柰何？岐伯曰：此四時之病，以其勝治之愈也。

帝曰：有故病，五藏發動，因傷脈色，各何以知其久暴至之病乎？岐伯曰：悉乎哉問也！徵其脈小色不奪者，新病也；徵其脈不奪，其色奪者，此久病也；徵其脈與五色俱奪者，此久病也；徵其脈與五色俱不奪者，新病也。肝與腎脈并至，其色蒼赤，當病毀傷，不見血，已見血，濕若中水也。

尺内兩傍則季脇也，尺外以候腎，尺裏以候腹中。附上左外以候肝，内以候鬲，右外以候胃，内以候脾。上附上右外以候肺，内以候胷中，左外以候心，内以候膻中。前以候前，後以候後。上竟上者，胷喉中事也。下竟下者，少腹膂股膝脛足中事也。

麤大者，陰不足，陽有余，為熱中也。來疾去徐，上實下虛，為厥巔疾。來徐去疾，上虛下實，為惡風也。故中惡風者，陽氣受也。有脈俱沈細數者，少陰厥也；沈細數散者，寒熱也；浮而散者，為眴仆。諸浮不躁者，皆在陽，則為熱；其有躁者在手。諸細而沈者，皆在陰，則為骨痛；其有靜者在足。數動一代者，病在陽之脈也，泄及便膿血。諸過者切之，濇者陽氣有余也，滑者陰氣有余也。陽氣有余為身熱無汗，陰氣有余為多汗身寒，陰陽有余則無汗而寒。推而外之，内而不外，有心腹積也。推而内之，外而不内，身有熱也。推而上之，上而不下，膂足清也。推而下之，下而不上，頭項痛也。按之至骨，脈氣少者，膂脊痛而身有痺也。

平人氣象論篇第十八 新校正云：按全元起本在第一卷

黃帝問曰：平人何如？岐伯對曰：人一呼脈再動，一吸脈亦再動，呼吸定息脈五動，閏以太息，命曰平人。平人者，不病也。常以不病調病人，醫不病，故為病人平息以調之為法。人一呼脈一動，一吸脈一動，曰少氣。人一呼脈三動，一吸脈三動而躁，尺熱，曰病温；尺不熱，脈滑，曰病風；脈濇曰痺。人一呼脈四動以上曰死；脈絶不至曰死；乍踈乍數曰死。

平人之常氣稟于胃。胃者，平人之常氣也。人無胃氣曰逆，逆者死。

春胃微絃曰平，絃多胃少曰肝病，但絃無胃曰死，胃而有毛曰秋病，毛甚曰今病。藏眞散于肝，肝藏筋膜之氣也。夏胃微鈎曰平，鈎多胃少曰心病，但鈎無胃曰死，胃而有石曰冬病，石甚曰今病。藏眞通于心，心藏血脈之氣也。長夏胃微耎弱曰平，弱多胃少曰脾病，但代無胃曰死，耎弱有石曰冬病，弱甚曰今病。藏眞濡于脾，脾藏肌肉之氣也。秋胃微毛曰平，毛多胃少曰肺病，但毛無胃曰死，毛而有絃曰春病，絃甚曰今病。藏眞高于肺，以行榮衛陰陽也。冬胃微石曰平，石多胃少曰腎病，但石無胃曰死，石而有鈎曰夏病，鈎甚曰今病。藏眞下于腎，腎藏骨髓之氣也。

胃之大絡，名曰虛裏，貫鬲絡肺，出于左乳下，其動應衣，脈宗氣也。盛喘數絶者，則病在中；結而横，有積矣；絶不至曰死。乳之下其動應衣，宗氣泄也。

欲知寸口太過與不及，寸口之脈中手短者，曰頭痛。寸口脈中手長者，曰足脛痛。寸口脈中手促上擊者，曰肩背痛。寸口脈沈而堅者，曰病在中。寸口脈浮而盛者，曰病在外。寸口脈沈而弱，曰寒熱及疝瘕，少腹痛。寸口脈沈而横，曰脇下有積，腹中有横積痛。寸口脈沈而喘，曰寒熱。脈盛滑堅者，曰病在外。脈小實而堅者，病在内。脈小弱以濇，謂之久病。脈滑浮而疾者，謂之新病。脈急者，曰疝瘕，少腹痛。脈滑曰風。脈濇曰痺。緩而滑曰熱中。盛而緊曰脹。脈從陰陽，病易已；脈逆陰陽，病難已。脈得四時之順，曰病無他；脈反四時及不間藏，曰難已。

臂多青脈，曰脱血。尺脈緩濇，謂之解㑊，安卧。脈盛，謂之脱血。尺濇脈滑，謂之多汗。尺寒脈細，謂之後泄。脈尺麤常熱者，謂之熱中。

肝見庚辛死，心見壬癸死，脾見甲乙死，肺見丙丁死，腎見戊己死，是謂眞藏見，皆死。

頸脈動喘疾欬，曰水。目裹微腫，如卧蠶起之狀，曰水。溺黄赤，安卧者，黄疸。已食如饑者，胃疸。面腫曰風。足脛腫曰水。目黄者，曰黄疸。婦人手少陰脈動甚者，姙子也。

脈有逆從四時，未有藏形，春夏而脈瘦，秋冬而脈浮大，命曰逆四時也。風熱而脈静，泄而脱血，脈實，病在中，脈虚，病在外，脈濇堅者，皆難治，命曰反四時也。

人以水谷為本，故人絶水谷則死，脈無胃氣亦死。所謂無胃氣者，但得眞藏脈，不得胃氣也。所謂脈不得胃氣者，肝不絃，腎不石也。太陽脈至，洪大以長；少陽脈至，乍數乍踈，乍短乍長；陽明脈至，浮大而短。

夫平心脈來，累累如連珠，如循琅玕，曰心平，夏以胃氣為本；病心脈來，喘喘連屬，其中微曲，曰心病；死心脈來，前曲後居，如操帶鈎，曰心死。

平肺脈來，厭厭聶聶，如落榆莢，曰肺平，秋以胃氣為本；病肺脈來，不上不下，如循雞羽，曰肺病；死肺脈來，如物之浮，如風吹毛，曰肺死。

平肝脈來，耎弱招招，如揭長竿末梢，曰肝平，春以胃氣為本；病肝脈來，盈實而滑，如循長竿，曰肝病；死肝脈來，急益勁，如新張弓絃，曰肝死。

平脾脈來，和柔相離，如雞踐地，曰脾平，長夏以胃氣為本；病脾脈來，實而盈數，如雞舉足，曰脾病；死脾脈來，銳堅如烏之喙，如鳥之距，如屋之漏，如水之流，曰脾死。

平腎脈來，喘喘累累如鈎，按之而堅，曰腎平，冬以胃氣為本；病腎脈來，如引葛，按之益堅，曰腎病；死腎脈來，發如奪索，辟辟如彈石，曰腎死。

卷第六

啟玄子次注林億孫奇高保衡等奉敕校正孫兆重改誤

玉機眞藏論　三部九候論

玉機眞藏論篇第十九

新校正云：按全元起本在第六卷

黄帝問曰：春脈如絃，何如而絃？岐伯對曰：春脈者，肝也，東方木也，萬物之所以始生也，故其氣來，耎弱輕虚而滑，端直以長，故曰絃，反此者病。帝曰：何如而反？岐伯曰：其氣來實而強，此謂太過，病在外；其氣來不實而微，此謂不及，病在中。帝曰：春脈太過與不及，其病皆何如？岐伯曰：太過則令人善忘，忽忽眩冒而巔疾；其不及，則令人胷痛引背，下則兩脇胠滿。

帝曰：善。夏脈如鉤，何如而鉤？岐伯曰：夏脈者，心也，南方火也，萬物之所以盛長也，故其氣來盛去衰，故曰鉤，反此者病。帝曰：何如而反？岐伯曰：其氣來盛去亦盛，此謂太過，病在外；其氣來不盛，去反盛，此謂不及，病在中。帝曰：夏脈太過與不及，其病皆何如？岐伯曰：太過則令人身熱而膚痛，為浸淫；其不及則，令人煩心，上見欬唾，下為氣泄。

帝曰：善。秋脈如浮，何如而浮？岐伯曰：秋脈者，肺也，西方金也，萬物之所以收成也，故其氣來，輕虛以浮，來急去散，故曰浮，反此者病。帝曰：何如而反？岐伯曰：其氣來毛而中央堅，兩傍虛，此謂太過，病在外；其氣來毛而微，此謂不及，病在中。帝曰：秋脈太過與不及，其病皆何如？岐伯曰：太過則令人逆氣而背痛，慍慍然；其不及，則令人喘，呼吸少氣而欬，上氣見血，下聞病音。

帝曰：善。冬脈如營，何如而營？岐伯曰：冬脈者，腎也，北方水也，萬物之所以合藏也，故其氣來，沈以摶，故曰營，反此者病。帝曰：何如而反？岐伯曰：其氣來如彈石者，此謂太過，病在外；其去如數者，此謂不及，病在中。帝曰：冬脈太過與不及，其病皆何如？岐伯曰：太過則令人解㑊，脊脈痛而少氣，不欲言；其不及，則令人心懸如病饑，䏚中清，脊中痛，少腹滿，小便變。帝曰：善。

帝曰：四時之序，逆從之變異也，然脾脈獨何主？岐伯曰：脾脈者，土也，孤藏以灌四傍者也。帝曰：然則脾善惡，可得見之乎？岐伯曰：善者不可得見，惡者可見。帝曰：惡者何如可見？岐伯曰：其來如水之流者，此謂太過，病在外；如鳥之喙者，此謂不及，病在中。帝曰：夫子言脾為孤藏，中央土以灌四傍，其太過與不及，其病皆何如？岐伯曰：太過則令人四支不舉；其不及，則令人九竅不通，名曰重強。帝瞿然而起，再拜而稽首曰：善。吾得脈之大要，天下至數。《五色》《脈變》，《揆度》《奇恒》，道在于一。神轉不迴，迴則不轉，迺失其機。至數之要，迫近以微，著之玉版，藏之藏府，每旦讀之，名曰《玉機》。

五藏受氣于其所生，傳之于其所勝，氣舍于其所生，死于其所不勝。病之且死，必先傳行至其所不勝，病迺死。

此言氣之逆行也，故死。肝受氣于心，傳之于脾，氣舍于腎，至肺而死。心受氣于脾，傳之于肺，氣舍于肝，至腎而死。脾受氣于肺，傳之于腎，氣舍于心，至肝而死。肺受氣于腎，傳之于肝，氣舍于脾，至心而死。腎受氣于肝，傳之于心，氣舍于肺，至脾而死。此皆逆死也。一日一夜五分之，此所以占死生之早暮也。

黄帝曰：五藏相通，移皆有次。五藏有病，則各傳其所勝。不治，法三月若六月，若三日若六日，傳五藏而當死。是順傳所勝之次。故曰：別于陽者，知病從來；別于陰者，知死生之期。言知至其所困而死。

是故風者，百病之長也。今風寒客于人，使人毫毛畢直，皮膚閉而為熱，當是之時，可汗而發也；或痺不仁腫痛，當是之時，可湯熨及火灸刺而去之。弗治，病入舍于肺，名曰肺痺，發欬上氣。弗治，肺即傳而行之肝，病名曰肝痺，一名曰厥，脇痛出食，當是之時，可按若刺耳。弗治，肝傳之脾，病名曰脾風，發癉，腹中熱，煩心出黄，當此之時，可按、可藥、可浴。弗治，脾傳之腎，病名曰疝瘕，少腹冤熱而痛，出白，一名曰蠱，當此之時，可按、可藥。弗治，腎傳之心，病筋脈相引而急，病名曰瘛，當此之時，可灸、可藥。弗治，滿十日，法當死。腎因傳之心，心即復反傳而行之肺，發寒熱，法當三歲死，此病之次也。然其卒發者，不必治于傳，或其傳化有不以次，不以次入者，憂恐悲喜怒，令不得以其次，故令人有大病矣。因而喜大虛，則腎氣乘矣，怒則肝氣乘矣，悲則肺氣乘矣，恐則脾氣乘矣，憂則心氣乘矣，此其道也。故病有五，五五二十五變，及其傳化。傳，乘之名也。

大骨枯槀，大肉陷下，胷中氣滿，喘息不便，其氣動形，期六月死，眞藏脈見，廼予之期日。大骨枯槀，大肉陷下，胷中氣滿，喘息不便，內痛引肩項，期一月死，眞藏見，迺予之期日。大骨枯槀，大肉陷下，胷中氣滿，喘息不便，內痛引肩項，身熱，脫肉破䐃，眞藏見，十月之內死。大骨枯槀，大肉陷下，肩髓內消，動作益衰，眞藏来見，期一歲死；見其眞藏，迺予之期日。大骨枯槀，大肉陷下，胷中氣滿，腹內痛，心中不便，肩項身熱，破䐃脫肉，目眶陷，眞藏見，目不見人，立死；其見人者，至其所不勝之時則死。

急虛身中卒至，五藏絶閉，脈道不通，氣不往來，譬于墮溺，不可為期。其脈絶不來，若人一息五六至，其形肉不脫，眞藏雖不見，猶死也。

眞肝脈至，中外急，如循刀刄責責然，如按琴瑟絃，色青白不澤，毛折迺死；眞心脈至，堅而搏，如循薏苡子累累然，色赤黑不澤，毛折迺死；眞肺脈至，大而虛，如以毛羽中人膚，色白赤不澤，毛折迺死；眞腎脈至，搏而絶，如指彈石辟辟然，色黑黃不澤，毛折迺死；眞脾脈至，弱而乍數乍踈，色黃青不澤，毛折迺死。諸眞藏脈見者，皆死不治也。

黃帝曰：見眞藏曰死，何也？岐伯曰：五藏者皆稟氣于胃，胃者，五藏之本也。藏氣者，不能自致于手太陰，必因于胃氣，迺至于手太陰也。故五藏各以其時，自為而至于手太陰也。故邪氣勝者，精氣衰也。故病甚者，胃氣不能與之俱至于手太陰，故眞藏之氣獨見，獨見者，病勝藏也，故曰死。帝曰：善。

黃帝曰：凡治病，察其形氣色澤、脈之盛衰、病之新故，迺治之，無後其時。形氣相得，謂之可治；色澤以浮，謂之易已；脈從四時，謂之可治；脈弱以滑，是有胃氣，命曰易治，取之以時。形氣相失，謂之難治；色夭不澤，謂之難已；脈實以堅，謂之益甚；脈逆四時，為不可治。必察四難，而明告之。

所謂逆四時者，春得肺脈，夏得腎脈，秋得心脈，冬得脾脈，其至皆懸絶沈濇者，命曰逆四時。未有藏形，于春夏而脈沈濇，秋冬而脈浮大，名曰逆四時也。

病熱脈靜，泄而脈大，脱血而脈實，病在中脈實堅，病在外脈不實堅者，皆難治。

黄帝曰：余聞虛實以決死生，願聞其情。岐伯曰：五實死，五虛死。帝曰：願聞五實五虛。岐伯曰：脈盛、皮熱、腹脹、前後不通、悶瞀，此謂五實。脈細、皮寒、氣少、泄利前後、飲食不入，此謂五虛。帝曰：其時有生者，何也？岐伯曰：漿粥入胃，泄注止，則虛者活；身汗得後利，則實者活。此其候也。

三部九候論篇第二十

新校正云：按全元起本在第一卷，篇名《決死生》

黃帝問曰：余聞九鍼于夫子，衆多博大，不可勝數。余願聞要道，以屬子孫，傳之後世，著之骨髓，藏之肝肺，歃血而受，不敢妄泄，令合天道，必有終始，上應天光星辰歷紀，下副四時五行，貴賤更立，冬陰夏陽，以人應之柰何？願聞其方。岐伯對曰：妙乎哉問也！此天地之至數。

帝曰：願聞天地之至數，合于人形，血氣通，決死生，為之柰何？岐伯曰：天地之至數，始于一，終于九焉。一者天，二者地，三者人，因而三之，三三者九，以應九野。故人有三部，部有三候，以決死生，以處百病，以調虛實，而除邪疾。

帝曰：何謂三部？岐伯曰：有下部，有中部，有上部。部各有三候，三候者，有天，有地，有人也，必指而導之，迺以為眞。上部天，兩額之動脈；上部地，兩頰之動脈；上部人，耳前之動脈。中部天，手太陰也；中部地，手陽明也；中部人，手少陰也。下部天，足厥陰也；下部地，足少陰也；下部人，足太陰也。故下部之天以候肝，地以候腎，人以候脾胃之氣。帝曰：中部之候柰何？岐伯曰：亦有天，亦有地，亦有人。天以候肺，地以候胷中之氣，人以候心。帝曰：上部以何候之？岐伯曰：亦有天，亦有地，亦有人。天以候頭角之氣，地以候口齒之氣，人以候耳目之氣。三部者，各有天，各有地，各有人，三而成天，三而成地，三而成人，三而三之，合則為九。九分為九野，九野為九藏。故神藏五，形藏四，合為九藏。五藏已敗，其色必夭，夭必死矣。

帝曰：以候柰何？岐伯曰：必先度其形之肥瘦，以調其氣之虛實，實則寫之，虛則補之。必先去其血脈，而後調之，無問其病，以平為期。

帝曰：決死生柰何？岐伯曰：形盛脈細，少氣不足以息者，危；形瘦脈大，胷中多氣者，死；形氣相得者，生；參伍不調者，病；三部九候皆相失者，死；上下左右之脈相應如參舂者，病甚；上下左右相失不可數者，死。中部之候雖獨調，與衆藏相失者，死；中部之候相減者，死。目内陷者，死。

帝曰：何以知病之所在？岐伯曰：察九候獨小者病，獨大者病，獨疾者病，獨遲者病，獨熱者病，獨寒者病，獨陷下者病。以左手足上，上去踝五寸按之，庶右手足當踝而彈之，其應過五寸以上，蠕蠕然者，不病；其應疾，中手渾渾然者，病；中手徐徐然者，病；其應上不能至五寸，彈之不應者，死。是以脱肉身不去者，死，中部乍疎乍數者，死。其脈代而鈎者，病在絡脈。九候之相應也，上下若一，不得相失。一候後則病，二候後則病甚，三候後則病危。所謂後者，應不俱也。察其府藏，以知死生之期，必先知經脈，然後知病脈，眞藏脈見者，勝死。足太陽氣絶者，其足不可屈伸，死必戴眼。

帝曰：冬陰夏陽柰何？岐伯曰：九候之脈，皆沈細懸絶者為陰，主冬，故以夜半死；盛躁喘數者為陽，主夏，故以日中死。是故寒熱病者，以平旦死；熱中及熱病者，以日中死；病風者，以日夕死；病水者，以夜半死；其脈乍疎乍數，乍遲乍疾者，日乘四季死；形肉已脱，九候雖調，猶死；七診雖見，九候皆從者，不死。所言不死者，風氣之病及經月之病，似七診之病而非也，故言不死。若有七診之病，其脈候亦敗者死矣，必發噦噫。必審問其所始病與今之所方病，而後各切循其脈，視其經絡浮沈，以上下逆從循之。其脈疾者不病，其脈遲者病，脈不往來者死，皮膚著者死。

帝曰：其可治者柰何？岐伯曰：經病者治其經；孫絡病者治其孫絡血，血病身有痛者治其經絡。其病者在奇邪，奇邪之脈則繆刺之。留瘦不移，節而刺之。上實下虚，切而從之，索其結絡脈，刺出其血，以見通之。瞳子高者，太陽不足；戴眼者，太陽已絶。此決死生之要，不可不察也。手指及手外踝上五指留鍼。

卷第七

啟玄子次注林億孫奇高保衡等奉敕校正孫兆重改誤

經脈別論篇第二十一 新校正云：按全元起本在第四卷中

黃帝問曰：人之居處、動靜、勇怯，脈亦為之變乎？岐伯對曰：凡人之驚恐、恚勞、動靜，皆為變也。是以夜行則喘出于腎，淫氣病肺；有所墮恐，喘出于肝，淫氣害脾；有所驚恐，喘出于肺，淫氣傷心；度水跌仆，喘出于腎與骨。當是之時，勇者氣行則已，怯者則着而為病也。故曰：診病之道，觀人勇怯、骨肉、皮膚，能知其情，以為診法也。

故飲食飽甚，汗出于胃；驚而奪精，汗出于心；持重遠行，汗出于腎；疾走恐懼，汗出于肝；搖體勞苦，汗出于脾。故春秋冬夏，四時陰陽，生病起于過用，此為常也。

食氣入胃，散精于肝，淫氣于筋。食氣入胃，濁氣歸心，淫精于脈。脈氣流經，經氣歸于肺，肺朝百脈，輸精于皮毛。毛脈合精，行氣于府。府精神明，留于四藏，氣歸于權衡。權衡以平，氣口成寸，以決死生。飲入于胃，遊溢精氣，上輸于脾，脾氣散精，上歸于肺，通調水道，下輸膀胱。水精四布，五經并行，合于四時五藏陰陽，揆度以為常也。

太陽藏獨至，厥喘虛氣逆，是陰不足陽有余也，表裏當俱寫，取之下俞。陽明藏獨至，是陽氣重并也，當寫陽補陰，取之下俞。少陽藏獨至，是厥氣也，蹻前卒大，取之下俞。少陽獨至者，一陽之過也。太陰藏搏者，用心省眞，五脈氣少，胃氣不平，三陰也，宜治其下俞，補陽寫陰。一陽獨嘯，少陽厥也，陽并于上，四脈爭張，氣歸于腎，宜治其經絡，寫陽補陰。一陰至，厥陰之治也，眞虛痟心，厥氣留薄，發為白汗，調食和藥，治在下俞。

帝曰：太陽藏何象？岐伯曰：象三陽而浮也。帝曰：少陽藏何象？岐伯曰：象一陽也。一陽藏者，滑而不實也。帝曰：陽明藏何象？岐伯曰：象大浮也。太陰藏搏，言伏鼓也。二陰搏至，腎沈不浮也。

藏氣法時論篇第二十二 新校正云：按全元起本在第一卷，又于第六卷《脈要篇》末重出

黄帝問曰：合人形以法四時五行而治，何如而從？何如而逆？得失之意，願聞其事。岐伯對曰：五行者，金、木、水、火、土也，更貴更賤，以知死生，以決成敗，而定五藏之氣，間甚之時，死生之期也。

帝曰：願卒聞之。岐伯曰：肝主春，足厥陰、少陽主治，其日甲乙；肝苦急，急食甘以緩之。心主夏，手少陰、太陽主治，其日丙丁；心苦緩，急食痠以收之。脾主長夏，足太陰、陽明主治，其日戊己；脾苦濕，急食苦以燥之。肺主秋，手太陰、陽明主治，其日庚辛；肺苦氣上逆，急食苦以泄之。腎主冬，足少陰、太陽主治，其日壬癸；腎苦燥，急食辛以潤之。開腠理，致津液，通氣也。

病在肝，愈于夏；夏不愈，甚于秋；秋不死，持于冬，起于春，禁當風。肝病者，愈在丙丁；丙丁不愈，加于庚辛；庚辛不死，持于壬癸，起于甲乙。肝病者，平旦慧，下晡甚，夜半靜。肝欲散，急食辛以散之，用辛補之，痠寫之。

病在心，愈在長夏；長夏不愈，甚于冬；冬不死，持于春，起于夏，禁温食熱衣。心病者，愈在戊己；戊己不愈，加于壬癸；壬癸不死，持于甲乙，起于丙丁。心病者，日中慧，夜半甚，平旦靜。心欲耎，急食咸以耎之，用咸補之，甘寫之。

病在脾，愈在秋；秋不愈，甚于春；春不死，持于夏，起于長夏，禁温食飽食、濕地濡衣。脾病者，愈在庚辛；庚辛不愈，加于甲乙；甲乙不死，持于丙丁，起于戊己。脾病者，日昳慧，日出甚，下晡靜。脾欲緩，急食甘以緩之，用苦寫之，甘補之。

病在肺，愈在冬；冬不愈，甚于夏；夏不死，持于長夏，起于秋，禁寒飲食寒衣。肺病者，愈在壬癸；壬癸不愈，加于丙丁；丙丁不死，持于戊己，起于庚辛。肺病者，下晡慧，日中甚，夜半靜。肺欲收，急食痠以收之，用痠補之，辛寫之。

病在腎，愈在春；春不愈，甚于長夏；長夏不死，持于秋，起于冬，禁犯焠㶿熱食温炙衣。腎病者，愈在甲乙；甲乙不愈，甚于戊己；戊己不死，持于庚辛，起于壬癸。腎病者，夜半慧，四季甚，下晡靜。腎欲堅，急食苦以堅之，用苦補之，鹹寫之。

夫邪氣之客于身也，以勝相加，至其所生而愈，至其所不勝而甚，至于所生而持，自得其位而起。必先定五藏之脈，迺可言間甚之時，死生之期也。

肝病者，兩脇下痛引少腹，令人善怒，虚則目䀮䀮無所見，耳無所聞，善恐，如人將捕之。取其經，厥陰與少陽。氣逆則頭痛，耳聾不聰，頰腫，取血者。

心病者，胷中痛，脇支滿，脇下痛，膺背肩甲間痛，兩臂内痛；虚則胷腹大，脇下與署相引而痛。取其經，少陰、太陽、舌下血者。其變病，刺郄中血者。

脾病者，身重，善肌，肉痿，足不收行，善瘛，脚下痛；虚則腹滿腸鳴，飧泄食不化。取其經，太陰、陽明、少陰血者。

肺病者，喘欬逆氣，肩背痛，汗出，尻、陰、股、膝、髀、腨、胻、足皆痛；虚則少氣不能報息，耳聾嗌干。取其經，太陰、足太陽之外，厥陰内血者。

腎病者，腹大脛腫，喘欬身重，寢汗出，憎風；虚則胷中痛，大腹、小腹痛，清厥，意不樂。取其經，少陰、太陽血者。

肝色青，宜食甘，粳米、牛肉、棗、葵皆甘。心色赤，宜食痠，小豆、犬肉、李、韭皆痠。肺色白，宜食苦，麥、羊肉、杏、薤皆苦。脾色黄，宜食咸，大豆、豕肉、栗、藿皆咸；腎色黑，宜食辛，黄黍、雞肉、桃、葱皆辛。辛散，痠收，甘緩，苦堅，咸耎。

毒藥攻邪，五谷為養，五果為助，五畜為益，五菜為充，氣味合而服之，以補精益氣。此五者，有辛痠甘苦咸，各有所利，或散或收，或緩或急，或堅或耎，四時五藏，病隨五味所宜也。

宣明五氣篇第二十三 新校正云：按全元起本在第一卷

五味所入：痠入肝，辛入肺，苦入心，咸入腎，甘入脾。是謂五入。

五氣所病：心為噫，肺為欬，肝為語，脾為吞，腎為欠、為嚏，胃為氣逆、為噦、為恐，大腸、小腸為泄，下焦溢為水，膀胱不利為癃，不約為遺溺，膽為怒。是謂五病。

五精所并：精氣并于心則喜，并于肺則悲，并于肝則憂，并于脾則畏，并于腎則恐，是謂五并。虚而相并者也。

五藏所惡：心惡熱，肺惡寒，肝惡風，脾惡濕，腎惡燥。是謂五惡。

五藏化液：心為汗，肺為涕，肝為淚，脾為涎，腎為唾。是謂五液。

五味所禁：辛走氣，氣病無多食辛；咸走血，血病無多食咸；苦走骨，骨病無多食苦；甘走肉，肉病無多食甘；痠走筋，筋病無多食痠。是謂五禁，無令多食。

五病所發：陰病發于骨，陽病發于血，陰病發于肉，陽病發于冬，陰病發于夏。是謂五發。

五邪所亂：邪入于陽則狂，邪入于陰則痺，搏陽則為巔疾，搏陰則為瘖，陽入之陰則靜，陰出之陽則怒。是謂五亂。

五邪所見：春得秋脈，夏得冬脈，長夏得春脈，秋得夏脈，冬得長夏脈，名曰陰出之陽，病善怒，不治。

是謂五邪，皆同命，死不治。

五藏所藏：心藏神，肺藏魄，肝藏魂，脾藏意，腎藏志。是謂五藏所藏。

五藏所主：心主脈，肺主皮，肝主筋，脾主肉，腎主骨。是謂五主。

五勞所傷：久視傷血，久卧傷氣，久坐傷肉，久立傷骨，久行傷筋。是謂五勞所傷。

五脈應象：肝脈絃，心脈鈎，脾脈代，肺脈毛，腎脈石。是謂五藏之脈。

血氣形志篇第二十四

新校正云：按全元起本，此篇并在前篇，王氏分出為別篇

夫人之常數，太陽常多血少氣，少陽常少血多氣，陽明常多氣多血，少陰常少血多氣，厥陰常多血少氣，太陰常多氣少血。此天之常數。

足太陽與少陰為表裏，少陽與厥陰為表裏，陽明與太陰為表裏，是為足陰陽也。手太陽與少陰為表裏，少陽與心主為表裏，陽明與太陰為表裏，是為手之陰陽也。今知手足陰陽所苦，凡治病必先去其血，廼去其所苦，伺之所欲，然後寫有余，補不足。

欲知背俞，先度其兩乳間，中折之，更以他草度去半已，即以兩隅相拄也，廼舉以度其背，令其一隅居上，齊脊大椎，兩隅在下，當其下隅者，肺之俞也。復下一度，心之俞也。復下一度，左角肝之俞也，右角脾之俞也。復下一度，腎之俞也。是謂五藏之俞，灸刺之度也。

形樂志苦，病生于脈，治之以灸刺；形樂志樂，病生于肉，治之以鍼石；形苦志樂，病生于筋，治之以熨引；形苦志苦，病生于咽嗌，治之以百藥；形數驚恐，經絡不通，病生于不仁，治之以按摩醪藥。是謂五形志也。

刺陽明出血氣，刺太陽出血惡氣，刺少陽出氣惡血，刺太陰出氣惡血，刺少陰出氣惡血，刺厥陰出血惡氣也。

卷第八

啟玄子次注林億孫奇高保衡等奉敕校正孫兆重改誤

寶命全形論篇第二十五

新校正云：按全元起本在第六卷，名《刺禁》

黄帝問曰：天覆地載，萬物悉備，莫貴于人。人以天地之氣生，四時之法成，君王衆庶，盡欲全形，形之疾病，莫知其情，留淫日深，著于骨髓，心私慮之。余欲鍼除其疾病，為之柰何？岐伯對曰：夫鹽之味鹹者，其氣令器津泄；絃絶者，其音嘶敗；木敷者，其葉發；病深者，其聲噦。人有此三者，是謂壞府，毒藥無治，短鍼無取，此皆絶皮傷肉，血氣爭黑。

帝曰：余念其痛，心為之亂惑，反甚其病，不可更代，百姓聞之，以為殘賊，為之柰何？岐伯曰：夫人生于地，懸命于天，天地合氣，命之曰人。人能應四時者，天地為之父母；知萬物者，謂之天子。天有陰陽，人有十二節；天有寒暑，人有虛實。能經天地陰陽之化者，不失四時；知十二節之理者，聖智不能欺也；能存八動之變，五勝更立，能達虛實之數者，獨出獨入，呿吟至微，秋毫在目。

帝曰：人生有形，不離陰陽，天地合氣，别為九野，分為四時，月有小大，日有短長，萬物并至，不可勝量，虛實呿吟，敢問其方？岐伯曰：木得金而伐，火得水而滅，土得木而達，金得火而缺，水得土而絶，萬物盡然，不可勝竭。故鍼有懸布天下者五，黔首共余食，莫知之也。一曰治神，二曰知養身，三曰知毒藥為眞，四曰制砭石小大，五曰知府藏血氣之診。五法俱立，各有所先。今末世之刺也，虛者實之，滿者泄之，此皆衆工所共知也。若夫法天則地，隨應而動，和之者若響，隨之者若影，道無鬼神，獨來獨往。

帝曰：願聞其道。岐伯曰：凡刺之眞，必先治神，五藏已定，九候已備，後迺存鍼，衆脈不見，衆凶弗聞，外内相得，無以形先，可玩往來，迺施于人。人有虛實，五虛勿近，五實勿遠，至其當發，間不容瞚。手動若務，鍼耀而匀，静意視義，觀適之變，是謂冥冥，莫知其形，見其烏烏，見其稷稷，從見其飛，不知其誰，伏如横弩，起如發機。

帝曰：何如而虛？何如而實？岐伯曰：刺虛者須其實，刺實者須其虛。經氣已至，慎守勿失。深淺在志，遠近若一。如臨深淵，手如握虎，神無營于衆物。

八正神明論篇第二十六

新校正云：按全元起本在第二卷。又與《太素·知官能篇》大意同，文勢小異

黄帝問曰：用鍼之服，必有法則焉，今何法何則？岐伯對曰：法天則地，合以天光。帝曰：願卒聞之。

岐伯曰：凡刺之法，必候日月星辰，四時八正之氣，氣定迺刺之。是故天温日明，則人血淖液而衛氣浮，故血易寫，氣易行；天寒日陰，則人血凝泣而衛氣沈。月始生，則血氣始精，衛氣始行；月郭滿，則血氣實，肌肉堅；月郭空，則肌肉減，經絡虛，衛氣去，形獨居。是以因天時而調血氣也。是以天寒無刺，天温無疑，月生無寫，月滿無補，月郭空無治，是謂得時而調之。因天之序，盛虛之時，移光定位，正立而待之。故日月生而寫，是謂藏虛；月滿而補，血氣揚溢，絡有留血，命曰重實；月郭空而治，是謂亂經。陰陽相錯，眞邪不別，沈以留止，外虛内亂，淫邪迺起。

帝曰：星辰八正何候？岐伯曰：星辰者，所以制日月之行也。八正者，所以候八風之虛邪以時至者也。四時者，所以分春秋冬夏之氣所在，以時調之也。八正之虛邪而避之勿犯也。以身之虛而逢天之虛，兩虛相感，其氣至骨，入則傷五藏，工候救之，弗能傷也。故曰：天忌不可不知也。

帝曰：善。其法星辰者，余聞之矣，願聞法往古者。岐伯曰：法往古者，先知《鍼經》也。驗于來今者，先知日之寒温，月之虛盛，以候氣之浮沈，而調之于身，觀其立有驗也。觀其冥冥者，言形氣榮衛之不形于外，

而工獨知之，以日之寒温，月之虛盛，四時氣之浮沈，參伍相合而調之，工常先見之。然而不形于外，故曰觀于冥冥焉。通于無窮者，可以傳于後世也，是故工之所以異也。然而不形見于外，故俱不能見也。視之無形，嘗之無味，故謂冥冥，若神髣髴。

虛邪者，八正之虛邪氣也。正邪者，身形若用力汗出，腠理開，逢虛風，其中人也微，故莫知其情，莫見其形。上工救其萌牙，必先見三部九候之氣，盡調不敗而救之，故曰上工。下工救其已成，救其已敗。救其已成者，言不知三部九候之相失，因病而敗之也。知其所在者，知診三部九候之病脈處而治之，故曰守其門戶焉，莫知其情，而見邪形也。

帝曰：余聞補寫，未得其意。岐伯曰：寫必用方，方者，以氣方盛也，以月方滿也，以日方温也，以身方定也，以息方吸而内鍼，迺復候其方吸而轉鍼，迺復候其方呼而徐引鍼，故曰寫必用方，其氣而行焉。補必用員，員者行也，行者移也，刺必中其榮，復以吸排鍼也。故員與方，非鍼也。故養神者，必知形之肥瘦，榮衛血氣之盛衰。血氣者，人之神，不可不謹養。

帝曰：妙乎哉論也！合人形于陰陽四時，虛實之應，冥冥之期，其非夫子，孰能通之？然夫子數言形與神，何謂形？何謂神？願卒聞之。岐伯曰：請言形。形乎形，目冥冥，問其所病，索之于經，慧然在前，按之不得，不知其情，故曰形。帝曰：何謂神？岐伯曰：請言神。神乎神，耳不聞，目明心開而志先，慧然獨悟，口弗能言，俱視獨見，適若昏，昭然獨明，若風吹雲，故曰神。三部九候為之原，九鍼之論不必存也。

離合眞邪論篇第二十七

新校正云：按全元起本在第一卷，名《經合》，第二卷重出，名《眞邪論》

黄帝問曰：余聞九鍼九篇，夫子迺因而九之，九九八十一篇，余盡通其意矣。經言氣之盛衰，左右傾移，以上調下，以左調右，有余不足，補寫于榮輸，余知之矣。此皆榮衛之傾移，虛實之所生，非邪氣從外入于經也。余願聞邪氣之在經也，其病人何如？取之柰何？岐伯對曰：夫聖人之起度數，必應于天地，故天有宿度，地有經水，人有經脈。天地温和，則經水安靜；天寒地凍，則經水凝泣；天暑地熱，則經水沸溢；卒風暴起，則經水波涌而隴起。夫邪之入于脈也，寒則血凝泣，暑則氣淖澤，虛邪因而入客，亦如經水之得風也，經之動脈，其至也亦時隴起。其行于脈中循循然，其至寸口中手也，時大時小，大則邪至，小則平，其行無常處，在陰與陽，不可為度，從而察之，三部九候，卒然逢之，早遏其路。吸則内鍼，無令氣忤；靜以久留，無令邪布；吸則轉鍼，以得氣為故；候呼引鍼，呼盡迺去。大氣皆出，故命曰寫。

帝曰：不足者補之柰何？岐伯曰：必先捫而循之，切而散之，推而按之，彈而怒之，抓而下之，通而取之，外引其門，以閉其神。呼盡内鍼，靜以久留，以氣至為故，如待所貴，不知日暮。其氣以至，適而自護，候吸引鍼，氣不得出，各在其處，推闔其門，令神氣存，大氣留止，故命曰補。

帝曰：候氣柰何？岐伯曰：夫邪去絡入于經也，舍于血脈之中，其寒温未相得，如涌波之起也，時來時去，故不常在。故曰方其來也，必按而止之，止而取之，無逢其衝而寫之。眞氣者，經氣也。經氣太虛，故曰其來不可逢，此之謂也。故曰候邪不審，大氣已過，寫之則眞氣脫，脫則不復，邪氣復至，而病益蓄，故曰其往不可追，此之謂也。不可掛以髮者，待邪之至時而發鍼寫矣。若先若後者，血氣已盡，其病不可下，故曰知其可取如發機，不知其取如扣椎，故曰知機道者，不可掛以髮，不知機者，扣之不發，此之謂也。

帝曰：補寫柰何？岐伯曰：此攻邪也，疾出以去盛血，而復其眞氣，此邪新客，溶溶未有定處也，推之則前，引之則止，逆而刺之，温血也。刺出其血，其病立已。

帝曰：善。然眞邪以合，波隴不起，候之柰何？岐伯曰：審捫循三部九候之盛虛而調之，察其左右上下相失及相減者，審其病藏以期之。不知三部者，陰陽不別，天地不分。地以候地，天以候天，人以候人，調之中府，以定三部。故曰刺不知三部九候病脈之處，雖有大過且至，工不能禁也。誅罰無過，命曰大惑，反亂大經，眞不可復，用實為虛，以邪為眞，用鍼無義，反為氣賊，奪人正氣，以從為逆，榮衛散亂，眞氣已失，邪獨内著，絶人長命，予人天殃。不知三部九候，故不能久長。因不知合之四時五行，因加相勝，釋邪攻正，絶人長命。邪之新客來也，未有定處，推之則前，引之則止，逢而寫之，其病立已。

通評虛實論篇第二十八 新校正云：按全元起本在第四卷

黄帝問曰：何謂虛實？岐伯對曰：邪氣盛則實，精氣奪則虛。帝曰：虛實何如？岐伯曰：氣虛者，肺虛也；氣逆者，足寒也。非其時則生，當其時則死。余藏皆如此。帝曰：何謂重實？岐伯曰：所謂重實者，言大熱病，氣熱、脈滿，是謂重實。

帝曰：經絡俱實何如？何以治之？岐伯曰：經絡皆實，是寸脈急而尺緩也，皆當治之，故曰滑則從、濇則逆也。夫虛實者，皆從其物類始，故五藏骨肉滑利，可以長久也。帝曰：絡氣不足，經氣有余，何如？岐伯曰：絡氣不足，經氣有余者，脈口熱而尺寒也。秋冬為逆，春夏為從，治主病者。帝曰：經虛絡滿何如？岐伯曰：經虛絡滿者，尺熱滿，脈口寒濇也，此春夏死，秋冬生也。帝曰：治此者柰何？岐伯曰：絡滿經虛，灸陰刺陽；經滿絡虛，刺陰灸陽。

帝曰：何謂重虛？岐伯曰：脈氣上虛尺虛，是謂重虛。帝曰：何以治之？岐伯曰：所謂氣虛者，言無常也；尺虛者，行步恇然。脈虛者，不象陰也。如此者，滑則生，濇則死也。

帝曰：寒氣暴上，脈滿而實，何如？岐伯曰：實而滑則生，實而逆則死。

帝曰：脈實滿，手足寒，頭熱，何如？岐伯曰：春秋則生，冬夏則死。脈浮而濇，濇而身有熱者死。帝曰：

其形盡滿何如？岐伯曰：其形盡滿者，脈急大堅，尺濇而不應也。如是者，故從則生，逆則死。帝曰：何謂從則生，逆則死？岐伯曰：所謂從者，手足温也；所謂逆者，手足寒也。

帝曰：乳子而病熱，脈懸小者何如？岐伯曰：手足温則生，寒則死。帝曰：乳子中風熱，喘鳴肩息者，脈何如？岐伯曰：喘鳴肩息者，脈實大也，緩則生，急則死。

帝曰：腸澼便血，何如？岐伯曰：身熱則死，寒則生。帝曰：腸澼下白沫，何如？岐伯曰：脈沈則生，脈浮則死。帝曰：腸澼下膿血，何如？岐伯曰：脈懸絶則死，滑大則生。帝曰：腸澼之屬，身不熱，脈不懸絶，何如？岐伯曰：滑大者曰生，懸濇者曰死，以藏期之。

帝曰：癲疾何如？岐伯曰：脈搏大滑，久自已；脈小堅急，死不治。帝曰：癲疾之脈，虚實何如？岐伯曰：虚則可治，實則死。

帝曰：消癉虚實何如？岐伯曰：脈實大，病久可治；脈懸小堅，病久不可治。

帝曰：形度、骨度、脈度、筋度，何以知其度也？

帝曰：春亟治經絡，夏亟治經俞，秋亟治六府。冬則閉塞，閉塞者，用藥而少鍼石也。所謂少鍼石者，非癰疽之謂也，癰疽不得頃時迴。癰不知所，按之不應手，乍來乍已，刺手太陰傍三痏與纓脈各二。掖癰大熱，刺足少陽五，刺而熱不止，刺手心主三，刺手太陰經絡者，大骨之會各三。暴癰筋緛，隨分而痛，魄汗不盡，胞氣不足，治在經俞。

腹暴滿，按之不下，取手太陽經絡者，胃之募也，少陰俞去脊椎三寸傍五，用圓利鍼。霍亂，刺俞傍五，足陽明及上傍三。刺癇驚脈五，鍼手太陰各五，刺經太陽五，刺手少陰經絡傍者一，足陽明一，上踝五寸刺三鍼。

凡治消癉、仆擊、偏枯、痿厥、氣滿發逆，肥貴人，則高梁之疾也。隔塞閉絶，上下不通，則暴憂之病也。暴厥而聾，偏塞閉不通，内氣暴薄也。不從内，外中風之病，故瘦留著也。蹠跛，寒風濕之病也。

黄帝曰：黄疸暴痛，癲疾厥狂，久逆之所生也。五藏不平，六府閉塞之所生也。頭痛耳鳴，九竅不利，腸胃之所生也。

太陰陽明論篇第二十九 新校正云：按全元起本在第四卷

黃帝問曰：太陰陽明為表裏，脾胃脈也，生病而異者何也？岐伯對曰：陰陽異位，更虚更實，更逆更從，或從内，或從外，所從不同，故病異名也。帝曰：願聞其異狀也。岐伯曰：陽者，天氣也，主外；陰者，地氣也，主内。故陽道實，陰道虚。故犯賊風虚邪者，陽受之；食飲不節，起居不時者，陰受之。陽受之則入六府，陰受之則入五藏。入六府則身熱不時卧，上為喘呼；入五藏，則䐜滿閉塞，下為飧泄，久為腸澼。故喉主天氣，咽主地氣。故陽受風氣，陰受濕氣。故陰氣從足上行至頭，而下行循臂至指端；陽氣從手上行至頭，而下行至足。故曰：陽病者，上行極而下；陰病者，下行極而上。故傷于風者，上先受之；傷于濕者，下先受之。

帝曰：脾病而四支不用，何也？岐伯曰：四支皆稟氣于胃，而不得至經，必因于脾，迺得稟也。今脾病不能為胃行其津液，四支不得稟水谷氣，氣日以衰，脈道不利，筋骨肌肉皆無氣以生，故不用焉。

帝曰：脾不主時，何也？岐伯曰：脾者土也，治中央，常以四時長四藏，各十八日寄治，不得獨主于時也。脾藏者，常著胃土之精也，土者，生萬物而法天地，故上下至頭足，不得主時也。

帝曰：脾與胃以膜相連耳，而能為之行其津液，何也？岐伯曰：足太陰者，三陰也，其脈貫胃、屬脾、絡嗌，故太陰為之行氣于三陰。陽明者，表也，五藏六府之海也，亦為之行氣于三陽。藏府各因其經而受氣于陽明，故為胃行其津液。四支不得稟水谷氣，日以益衰，陰道不利，筋骨肌肉無氣以生，故不用焉。

陽明脈解篇第三十

新校正云：按全元起本在第三卷

黃帝問曰：足陽明之脈病，惡人與火，聞木音則惕然而驚，鐘鼓不為動，聞木音而驚，何也？願聞其故。

岐伯對曰：陽明者胃脈也，胃者土也，故聞木音而驚者，土惡木也。帝曰：善。其惡火，何也？岐伯曰：陽明主肉，其脈血氣盛，邪客之則熱，熱甚則惡火。帝曰：其惡人何也？岐伯曰：陽明厥則喘而惋，惋則惡人。帝曰：或喘而死者，或喘而生者，何也？岐伯曰：厥逆連藏則死，連經則生。

帝曰：善。病甚則棄衣而走，登高而歌，或至不食數日，踰垣上屋，所上之處，皆非其素所能也，病反能者何也？岐伯曰：四支者諸陽之本也，陽盛則四支實，實則能登高也。帝曰：其棄衣而走者，何也？岐伯曰：熱盛于身，故棄衣欲走也。帝曰：其妄言罵詈，不避親踈而歌者，何也？岐伯曰：陽盛則使人妄言罵詈，不避親踈而不欲食，不欲食故妄走也。

卷第九

啟玄子次注林億孫奇高保衡等奉敕校正孫兆重改誤

熱論篇第三十一 新校正云：按全元起本在第五卷

黄帝問曰：今夫熱病者，皆傷寒之類也。或愈或死，其死皆以六七日之間，其愈皆以十日以上者，何也？不知其解，願聞其故。岐伯對曰：巨陽者，諸陽之屬也。其脈連于風府，故為諸陽主氣也。人之傷于寒也，則為病熱，熱雖甚不死；其兩感于寒而病者，必不免于死。

帝曰：願聞其狀。岐伯曰：傷寒一日，巨陽受之，故頭項痛，腰脊強；二日陽明受之，陽明主肉，其脈俠鼻絡于目，故身熱，目疼而鼻干，不得卧也；三日少陽受之，少陽主膽，其脈循脇絡于耳，故胷脇痛而耳聾。三陽經絡皆受其病，而未入于藏者，故可汗而已。四日太陰受之，太陰脈布胃中，絡于嗌，故腹滿而嗌干；五日少陰受之，少陰脈貫腎絡于肺，系舌本，故口燥舌干而渴；六日厥陰受之，厥陰脈循陰器而絡于肝，故煩滿而囊縮。三陰三陽，五藏六府皆受病，榮衛不行，五藏不通，則死矣。

其不兩感于寒者，七日巨陽病衰，頭痛少愈；八日陽明病衰，身熱少愈；九日少陽病衰，耳聾微聞；十日太陰病衰，腹減如故，則思飲食；十一日少陰病衰，渴止不滿，舌干已而嚏；十二日厥陰病衰，囊縱，少腹微下，大氣皆去，病日已矣。帝曰：治之柰何？岐伯曰：治之各通其藏脈，病日衰已矣。其未滿三日者，可汗而已；其滿三日者，可泄而已。

帝曰：熱病已愈，時有所遺者，何也？岐伯曰：諸遺者，熱甚而強食之，故有所遺也。若此者，皆病已衰而熱有所藏，因其谷氣相薄，兩熱相合，故有所遺也。帝曰：善。治遺柰何？岐伯曰：視其虚實，調其逆從，可使必已矣。帝曰：病熱當何禁之？岐伯曰：病熱少愈，食肉則復，多食則遺，此其禁也。

帝曰：其病兩感于寒者，其脈應與其病形何如？岐伯曰：兩感于寒者，病一日則巨陽與少陰俱病，則頭痛口干而煩滿；二日則陽明與太陰俱病，則腹滿、身熱、不欲食、譫言；三日則少陽與厥陰俱病，則耳聾囊縮而厥，水漿不入，不知人，六日死。

帝曰：五藏已傷，六府不通，榮衛不行，如是之後，三日迺死，何也？岐伯曰：陽明者，十二經脈之長也，其血氣盛，故不知人，三日，其氣迺盡，故死矣。

凡病傷寒而成温者，先夏至日者為病温，後夏至日者為病暑，暑當與汗皆出，勿止。

刺熱篇第三十二 新校正云：按全元起本在第五卷

肝熱病者，小便先黃，腹痛，多臥，身熱。熱爭則狂言及驚，脇滿痛，手足躁，不得安臥，庚辛甚，甲乙大汗，氣逆則庚辛死。刺足厥陰、少陽。其逆則頭痛員員，脈引衝頭也。

心熱病者，先不樂，數日迺熱。熱爭則卒心痛，煩悶善嘔，頭痛面赤無汗，壬癸甚，丙丁大汗，氣逆則壬癸死。刺手少陰、太陽。

脾熱病者，先頭重，頰痛，煩心，顏青，欲嘔，身熱。熱爭則腰痛不可用俛仰，腹滿泄，兩頷痛，甲乙甚，戊己大汗，氣逆則甲乙死。刺足太陰、陽明。

肺熱病者，先淅然厥，起毫毛，惡風寒，舌上黃身熱。熱爭則喘欬，痛走胷膺背，不得大息，頭痛不堪，汗出而寒，丙丁甚，庚辛大汗，氣逆則丙丁死。刺手太陰、陽明，出血如大豆，立已。

腎熱病者，先腰痛骱痠，苦渴數飲，身熱。熱爭則項痛而強，骱寒且痠，足下熱，不欲言，其逆則項痛員員，澹澹然。戊己甚，壬癸大汗，氣逆則戊己死。刺足少陰、太陽。諸汗者，至其所勝日汗出也。

肝熱病者，左頰先赤；心熱病者，顏先赤；脾熱病者，鼻先赤；肺熱病者，右頰先赤；腎熱病者，頤先赤。病雖未發，見赤色者刺之，名曰治未病。熱病從部所起者，至期而已；其刺之反者，三周而已；重逆則死。諸當汗者，至其所勝日，汗大出也。

諸治熱病，以飲之寒水，迺刺之，必寒衣之，居止寒處，身寒而止也。

熱病先胷脇痛，手足躁，刺足少陽，補足太陰，病甚者為五十九刺。熱病始手臂痛者，刺手陽明、太陰而汗出止。熱病始于頭首者，刺項太陽而汗出止。熱病始于足脛者，刺足陽明而汗出止。熱病先身重，骨痛，耳聾，好瞑，刺足少陰，病甚為五十九刺。熱病先眩冒而熱，胷脇滿，刺足少陰、少陽。

太陽之脈，色榮顴骨，熱病也，榮未交，曰今且得汗，待時而已。與厥陰脈爭見者，死期不過三日，其熱病內連腎，少陽之脈色也。少陽之脈，色榮頰前，熱病也，榮未交，曰今且得汗，待時而已。與少陰脈爭見者，死期不過三日。

熱病氣穴：三椎下間主胷中熱，四椎下間主鬲中熱，五椎下間主肝熱，六椎下間主脾熱，七椎下間主腎熱，榮在骶也，項上三椎陷者中也。頰下逆顴為大瘕，下牙車為腹滿，顴後為脇痛，頰上者鬲上也。

評熱病論篇第三十三 新校正云：按全元起本在第五卷

黃帝問曰：有病温者，汗出輒復熱而脈躁疾，不為汗衰，狂言不能食，病名為何？岐伯對曰：病名陰陽交，交者死也。帝曰：願聞其說。岐伯曰：人所以汗出者，皆生于谷，谷生于精，今邪氣交爭于骨肉而得汗者，是邪却而精勝也。精勝則當能食而不復熱；復熱者邪氣也，汗者精氣也，今汗出而輒復熱者，是邪勝也，不能食者，精無俾也。病而留者，其壽可立而傾也。且夫熱論曰：汗出而脈尚躁盛者死。今脈不與汗相應，此不勝其病也，其死明矣。狂言者是失志，失志者死，今見三死，不見一生，雖愈必死也。

帝曰：有病身熱汗出煩滿，煩滿不為汗解，此為何病？岐伯曰：汗出而身熱者風也，汗出而煩滿不解者厥也，病名曰風厥。帝曰：願卒聞之，岐伯曰：巨陽主氣，故先受邪，少陰與其為表裏也，得熱則上從之，從之則厥也。帝曰：治之柰何？岐伯曰：表裏刺之，飲之服湯。

帝曰：勞風為病何如？岐伯曰：勞風法在肺下，其為病也，使人強上，冥視，唾出若涕，惡風而振寒，此為勞風之病。帝曰：治之柰何？岐伯曰：以救俛仰。巨陽引精者三日，中年者五日，不精者七日，欬出青黃涕，其狀如膿，大如彈丸，從口中若鼻中出，不出則傷肺，傷肺則死也。

帝曰：有病腎風者，面胕痝然，壅害于言，可刺不？岐伯曰：虚不當刺，不當刺而刺，後五日其氣必至。

帝曰：其至何如？岐伯曰：至必少氣時熱，時熱從胷背上至頭，汗出，手熱、口干、苦渴、小便黃、目下腫、腹中鳴、身重難以行，月事不來，煩而不能食，不能正偃，正偃則欬，病名曰風水，論在刺法中。

帝曰：願聞其說。岐伯曰：邪之所湊，其氣必虛；陰虛者，陽必湊之。故少氣時熱而汗出也。小便黃者，少腹中有熱也。不能正偃者，胃中不和也。正偃則欬甚，上迫肺也。諸有水氣者，微腫先見于目下也。帝曰：何以言？岐伯曰：水者陰也，目下亦陰也，腹者至陰之所居。故水在腹者，必使目下腫也。眞氣上逆，故口苦舌干，卧不得正偃，正偃則欬出清水也。諸水病者，故不得卧，卧則驚，驚則欬甚也。腹中鳴者，病本于胃也。薄脾則煩，不能食。食不下者，胃脘隔也。身重難以行者，胃脈在足也。月事不來者，胞脈閉也，胞脈者屬心，而絡于胞中，今氣上迫肺，心氣不得下通，故月事不來也。帝曰：善。

逆調論篇第三十四

新校正云：按全元起本在第四卷

黃帝問曰：人身非常温也，非常熱也，為之熱而煩滿者何也？岐伯對曰：陰氣少而陽氣勝，故熱而煩滿也。

帝曰：人身非衣寒也，中非有寒氣也，寒從中生者何？岐伯曰：是人多痺氣也，陽氣少陰氣多，故身寒如從水中出。

帝曰：人有四支熱，逢風寒如炙如火者何也？岐伯曰：是人者陰氣虛，陽氣盛，四支者陽也，兩陽相得而陰氣虛少，少水不能滅盛火，而陽獨治。獨治者不能生長也，獨勝而止耳。逢風而如炙如火者，是人當肉爍也。

帝曰：人有身寒，湯火不能熱，厚衣不能温，然不凍慄，是為何病？岐伯曰：是人者，素腎氣勝，以水為事，太陽氣衰，腎脂枯不長，一水不能勝兩火。腎者水也，而生于骨，腎不生，則髓不能滿，故寒甚至骨也。所以不能凍慄者，肝一陽也，心二陽也，腎孤藏也，一水不能勝二火，故不能凍慄，病名曰骨痺，是人當攣節也。

帝曰：人之肉苛者，雖近衣絮，猶尚苛也，是謂何疾？岐伯曰：榮氣虛，衛氣實也，榮氣虛則不仁，衛氣虛則不用，榮衛俱虛，則不仁且不用，肉如故也。人身與志不相有，曰死。

帝曰：人有逆氣不得臥而息有音者，有不得臥而息無音者，有起居如故而息有音者，有得臥行而喘者，有不得臥不能行而喘者，有不得臥臥而喘者，皆何藏使然？願聞其故。岐伯曰：不得臥而息有音者，是陽明之逆也，足三陽者下行，今逆而上行，故息有音也。陽明者，胃脈也，胃者，六府之海，其氣亦下行。陽明逆，不得從其道，故不得卧也。下經曰：胃不和，則卧不安，此之謂也。夫起居如故而息有音者，此肺之絡脈逆也，絡脈不得隨經上下，故留經而不行，絡脈之病人也微，故起居如故而息有音也。夫不得卧，卧則喘者，是水氣之客也。夫水者，循津液而流也，腎者水藏主津液，主卧與喘也。帝曰：善。

卷第十

啟玄子次注林億孫奇高保衡等奉敕校正孫兆重改誤

瘧論篇第三十五 新校正云：按全元起本在第五卷

黄帝問曰：夫痎瘧皆生于風，其蓄作有時者何也？岐伯對曰：瘧之始發也，先起于毫毛，伸欠廼作，寒慄鼓頷，腰脊俱痛，寒去則内外皆熱，頭疼如破，渴欲冷飲。帝曰：何氣使然？願聞其道。岐伯曰：陰陽上下交爭，虚實更作，陰陽相移也。陽并于陰，則陰實而陽虚，陽明虚則寒慄鼓頷也；巨陽虚則腰背頭項疼；三陽俱虚則陰氣勝，陰氣勝則骨寒而痛；寒生于内，故中外皆寒；陽盛則外熱，陰虚則内熱，外内皆熱，則喘而渴，故欲冷飲也。此皆得之夏傷于暑，熱氣盛，藏于皮膚之内，腸胃之外，此榮氣之所舍也。此令人汗空踈，腠理開，因得秋氣；汗出遇風，及得之以浴，水氣舍于皮膚之内，與衛氣并居。衛氣者晝日行于陽，夜行于陰，此氣得陽而外出，得陰而内薄，内外相薄，是以日作。

帝曰：其間日而作者何也？岐伯曰：其氣之舍深，内薄于陰，陽氣獨發，陰邪内著，陰與陽爭不得出，是以間日而作也。

帝曰：善。其作日晏與其日早者何氣使然？岐伯曰：邪氣客于風府，循膂而下，衛氣一日一夜大會于風府，其明日日下一節，故其作也晏。此先客于脊背也，每至于風府，則腠理開，腠理開，則邪氣入，邪氣入，則病作，以此日作稍益晏也；其出于風府日下一節，二十五日下至骶骨，二十六日入于脊内，注于伏膂之脈，其氣上行，九日出于缺盆之中，其氣日高，故作日益早也。其間日發者，由邪氣内薄于五藏，横連募原也。其道遠，其氣深，其行遲，不能與衛氣俱行，不得皆出。故間日迺作也。

帝曰：夫子言衛氣每至于風府，腠理迺發，發則邪氣入，入則病作。今衛氣日下一節，其氣之發也，不當風府，其日作者柰何？岐伯曰：此邪氣客于頭項，循膂而下者也。故虚實不同，邪中異所，則不得當其風府也。故邪中于頭項者，氣至頭項而病；中于背者，氣至背而病；中于羇脊者，氣至羇脊而病；中于手足者，氣至手足而病。衛氣之所在與邪氣相合，則病作。故風無常府，衛氣之所發必開其腠理，邪氣之所合，則其府也。

帝曰：善。夫風之與瘧也，相似同類，而風獨常在，瘧得有時而休者，何也？岐伯曰：風氣留其處，故常在；瘧氣隨經絡，沈以内薄，故衛氣應迺作。

帝曰：瘧先寒而後熱者，何也？岐伯曰：夏傷于大暑，其汗大出，腠理開發，因遇夏氣淒滄之水寒，藏于腠理皮膚之中，秋傷于風，則病成矣。夫寒者，陰氣也，風者，陽氣也，先傷于寒而後傷于風，故先寒而後熱也。病以時作，名曰寒瘧。帝曰：先熱而後寒者，何也？岐伯曰：此先傷于風，而後傷于寒。故先熱而後寒也。亦以時作，名曰温瘧。其但熱而不寒者，陰氣先絶，陽氣獨發，則少氣煩寃，手足熱而欲嘔，名曰癉瘧。

帝曰：夫《經》言有余者寫之，不足者補之，今熱為有余，寒為不足。夫瘧者之寒，湯火不能温也，及其熱，冰水不能寒也，此皆有余不足之類。當此之時，良工不能止，必須其自衰，迺刺之，其故何也？願聞其説。岐伯曰：經言無刺熇熇之熱，無刺渾渾之脈，無刺漉漉之汗，故為其病逆未可治也。夫瘧之始發也，陽氣并于陰，當是之時，陽虚而陰盛，外無氣故先寒慄也。陰氣逆極則復出之陽，陽與陰復并于外，則陰虚而陽實，故先熱而渴。夫瘧氣者，并于陽則陽勝，并于陰則陰勝。陰勝則寒，陽勝則熱。瘧者，風寒之氣不常也。病極則復。至病之發也，如火之熱，如風雨不可當也。故《經》言曰：方其盛時，必毁，因其衰也，事必大昌，此之謂也。夫瘧之未發也，陰未并陽，陽未并陰，因而調之，眞氣得安，邪氣迺亡。故二不能治其已發為其氣逆也。

帝曰：善。攻之柰何？早晏何如？岐伯曰：瘧之且發也，陰陽之且移也，必從四末始也。陽已傷，陰從之，故先其時堅束其處，令邪氣不得入，陰氣不得出，審候見之在孫絡盛堅而血者，皆取之，此眞往而未得并者也。

帝曰：瘧不發其應何如？岐伯曰：瘧氣者，必更盛更虚，當氣之所在也。病在陽則熱而脈躁，在陰則寒而脈靜，極則陰陽俱衰，衛氣相離，故病得休，衛氣集則復病也。

帝曰：時有間二日或至數日發，或渴或不渴，其故何也？岐伯曰：其間日者邪氣與衛氣客于六府，而有時相失不能相得，故休數日迺作也。瘧者陰陽更勝也，或甚或不甚，故或渴或不渴。

帝曰：《論》言夏傷于暑，秋必病瘧，今瘧不必應者何也？岐伯曰：此應四時者也。其病異形者，反四時也。其以秋病者寒甚，以冬病者寒不甚，以春病者惡風，以夏病者多汗。

帝曰：夫病温瘧與寒瘧，而皆安舍，舍于何藏？岐伯曰：温瘧者，得之冬中于風，寒氣藏于骨髓之中，至春則陽氣大發，邪氣不能自出，因遇大暑，腦髓爍，肌肉消，腠理發泄，或有所用力，邪氣與汗皆出，此病藏于腎，其氣先從内出之于外也。如是者，陰虚而陽盛，陽盛則熱矣。衰則氣復反入，入則陽虚，陽虚則寒矣。故先熱而後寒，名曰温瘧。

帝曰：癉瘧何如？岐伯曰：癉瘧者肺素有熱，氣盛于身，厥逆上衝，中氣實而不外泄，因有所用力，腠理開，風寒舍于皮膚之内，分肉之間而發，發則陽氣盛，陽氣盛而不衰則病矣。其氣不及于陰，故但熱而不寒，氣内藏于心而外舍于分肉之間，令人消爍脱肉，故命曰癉瘧。帝曰：善。

刺瘧篇第三十六 新校正云：按全元起本在第六卷

足太陽之瘧，令人腰痛頭重，寒從背起，先寒後熱，熇熇暍暍然，熱止汗出，難已，刺郄中出血。

足少陽之瘧，令人身體解㑊，寒不甚，熱不甚，惡見人，見人心惕惕然，熱多汗出甚，刺足少陽。

足陽明之瘧，令人先寒，洒淅洒淅，寒甚久迺熱，熱去汗出，喜見日月光火氣，迺快然，刺足陽明跗上。

足太陰之瘧，令人不樂，好太息，不嗜食，多寒熱汗出，病至則善嘔，嘔已迺衰，即取之。

足少陰之瘧，令人嘔吐甚，多寒熱，熱多寒少，欲閉戶牖而處，其病難已。

足厥陰之瘧，令人腰痛，少腹滿，小便不利，如癃狀，非癃也。數便，意恐懼，氣不足，腹中悒悒，刺足厥陰。

肺瘧者，令人心寒，寒甚熱，熱間善驚，如有所見者，刺手太陰陽明。

心瘧者，令人煩心甚，欲得清水，反寒多，不甚熱，刺手少陰。

肝瘧者，令人色蒼蒼然太息，其狀若死者，刺足厥陰見血。

脾瘧者，令人寒，腹中痛，熱則腸中鳴，鳴已汗出，刺足太陰。

腎瘧者，令人洒洒然，腰脊痛，宛轉大便難，目眴眴然，手足寒，刺足太陽少陰。

胃瘧者，令人且病也，善饑而不能食，食而支滿腹大，刺足陽明太陰橫脈出血。

瘧發身方熱，刺跗上動脈，開其空，出其血，立寒。瘧方欲寒，刺手陽明太陰，足陽明太陰。瘧脈滿大急，刺背俞，用中鍼傍五胠俞各一，適肥瘦出其血也。瘧脈小實急，灸脛少陰，刺指井。瘧脈滿大急，刺背俞，用五胠俞、背俞各一，適行至于血也。瘧脈緩大虛，便宜用藥，不宜用鍼。凡治瘧，先發如食頃迺可以治，過之則失時也。

諸瘧而脈不見，刺十指間出血，血去必已。先視身之赤如小豆者，盡取之。十二瘧者，其發各不同時，察其病形，以知其何脈之病也。先其發時，如食頃而刺之，一刺則衰，二刺則知，三刺則已，不已刺舌下兩脈出血，不已刺郄中盛經出血，又刺項已下挾脊者必已。舌下兩脈者，廉泉也。

刺瘧者，必先問其病之所先發者，先刺之。先頭痛及重者，先刺頭上及兩額兩眉間出血；先項背痛者，先刺之。先搴脊痛者，先刺郄中出血。先手臂痛者，先刺手少陰陽明十指間；先足脛痠痛者，先刺足陽明十指間出血。

風瘧，瘧發則汗出惡風，刺三陽經背俞之血者。䯒痠痛甚，按之不可，名曰胕髓病。以鑱鍼，鍼絶骨出血，立已。身體小痛，刺至陰。諸陰之井無出血，間日一刺。瘧不渴，間日而作，刺足太陽。渴而間日作，刺足少陽。溫瘧汗不出，為五十九刺。

氣厥論篇第三十七

新校正云：按全元起本在第九卷，與《厥論》相并

黃帝問曰：五藏六府寒熱相移者何？岐伯曰：腎移寒于肝，癰腫少氣。脾移寒于肝，癰腫筋攣。肝移寒于心，狂隔中。心移寒于肺，肺消。肺消者飲一溲二，死不治。肺移寒于腎，為涌水。涌水者，按腹不堅，水氣客于大腸，疾行則鳴濯濯，如囊裹漿水之病也。

脾移熱于肝，則為驚衄。肝移熱于心，則死。心移熱于肺，傳為鬲消。肺移熱于腎，傳為柔痓。腎移熱于脾，傳為虚，腸澼，死不可治。胞移熱于膀胱，則癃溺血。膀胱移熱于小腸，鬲腸不便，上為口糜。小腸移熱于大腸，為虙瘕，為沈。大腸移熱于胃，善食而瘦入，謂之食亦。胃移熱于膽，亦曰食亦。膽移熱于腦，則辛頞鼻淵。鼻淵者，濁涕下不止也，傳為衄衊瞑目。故得之氣厥也。

欬論篇第三十八 新校正云：按全元起本在第九卷

黃帝問曰：肺之令人欬，何也？岐伯對曰：五藏六府皆令人欬，非獨肺也。帝曰：願聞其狀。岐伯曰：皮毛者肺之合也。皮毛先受邪氣，邪氣以從其合也。其寒飲食入胃，從肺脈上至于肺則肺寒，肺寒則外內合，邪因而客之，則為肺欬。五藏各以其時受病，非其時各傳以與之。

人與天地相參，故五藏各以治時，感于寒則受病，微則為欬，甚者為泄為痛。乘秋則肺先受邪，乘春則肝先受之，乘夏則心先受之，乘至陰則脾先受之，乘冬則腎先受之。

帝曰：何以異之？岐伯曰：肺欬之狀，欬而喘息有音，甚則唾血。心欬之狀，欬則心痛，喉中介介如梗狀，甚則咽腫，喉痺。肝欬之狀，欬則兩脇下痛，甚則不可以轉，轉則兩胠下滿。脾欬之狀，欬則右脇下痛，陰陰引肩背，甚則不可以動，動則欬劇。腎欬之狀，欬則腰背相引而痛，甚則欬涎。

帝曰：六府之欬柰何？安所受病？岐伯曰：五藏之久欬，迺移于六府。脾欬不已，則胃受之。胃欬之狀，欬而嘔，嘔甚則長蟲出。肝欬不已則膽受之，膽欬之狀，欬嘔膽汁。肺欬不已則大腸受之，大腸欬狀，欬而遺失。心欬不已則小腸受之，小腸欬狀，欬而失氣，氣與欬俱失。腎欬不已則膀胱受之，膀胱欬狀，欬而遺溺。久欬不已則三焦受之，三焦欬狀，欬而腹滿不欲食飲。此皆聚于胃關于肺，使人多涕唾而面浮腫氣逆也。

帝曰：治之柰何？岐伯曰：治藏者治其俞，治府者治其合，浮腫者治其經。帝曰：善。

卷第十一

啟玄子次注林億孫奇高保衡等奉敕校正孫兆重改誤

舉痛論篇第三十九

新校正云：按全元起本在第三卷，名《五藏舉痛》。所以名舉痛之義未詳，按本篇迺黃帝問五藏卒痛之疾，疑舉迺卒字之誤也

黃帝問曰：余聞善言天者，必有驗于人；善言古者，必有合于今；善言人者，必有厭于己。如此則道不惑而要數極，所謂明也。今余問于夫子，令言而可知，視而可見，捫而可得，令驗于己而發蒙解惑，可得而聞乎？岐伯再拜稽首對曰：何道之問也？帝曰：願聞人之五藏卒痛，何氣使然？岐伯對曰：經脈流行不止，環周不休，寒氣入經而稽遲。泣而不行，客于脈外，則血少，客于脈中則氣不通，故卒然而痛。

帝曰：其痛或卒然而止者；或痛甚不休者；或痛甚不可按者；或按之而痛止者；或按之無益者；或喘動應手者；或心與背相引而痛者；或脇肋與少腹相引而痛者；或腹痛引陰股者；或痛宿昔而成積者；或卒然痛死不知人，有少間復生者；或痛而嘔者；或腹痛而後泄者；或痛而閉不通者。凡此諸痛，各不同形，別之柰

何？岐伯曰：寒氣客于脈外則脈寒，脈寒則縮踡，縮踡則脈絀急，則外引小絡，故卒然而痛。得炅則痛立止，因重中于寒，則痛久矣。寒氣客于經脈之中，與炅氣相薄則脈滿，滿則痛而不可按也。寒氣稽留，炅氣從上，則脈充大而血氣亂，故痛甚不可按也。寒氣客于腸胃之間，膜原之下，血不得散，小絡急引故痛。按之則血氣散，故按之痛止。寒氣客于俠脊之脈則深，按之不能及，故按之無益也。寒氣客于衝脈，衝脈起于關元，隨腹直上，寒氣客則脈不通，脈不通則氣因之，故喘動應手矣。寒氣客于背俞之脈則脈泣，脈泣則血虚，血虚則痛。其俞注于心，故相引而痛。按之則熱氣至，熱氣至則痛止矣。寒氣客于厥陰之脈，厥陰之脈者，絡陰器系于肝，寒氣客于脈中，則血泣脈急，故脇肋與少腹相引痛矣。厥氣客于陰股，寒氣上及少腹，血泣在下相引，故腹痛引陰股。寒氣客于小腸膜原之間，絡血之中，血泣不得注于大經，血氣稽留不得行，故宿昔而成積矣。寒氣客于五藏，厥逆上泄，陰氣竭，陽氣未入，故卒然痛死不知人，氣復反則生矣。寒氣客于腸胃，厥逆上出，故痛而嘔也。寒氣客于小腸，小腸不得成聚，故後泄腹痛矣。熱氣留于小腸，腸中痛，癉熱焦渴，則堅干不得出，故痛而閉不通矣。

帝曰：所謂言而可知者也，視而可見柰何？岐伯曰：五藏六府固盡有部，視其五色，黄赤為熱，白為寒，青黑為痛，此所謂視而可見者也。

帝曰：捫而可得柰何？岐伯曰：視其主病之脈堅，而血及陷下者，皆可捫而得也。

帝曰：善。余知百病生于氣也，怒則氣上，喜則氣緩，悲則氣消，恐則氣下，寒則氣收，炅則氣泄，驚則氣亂，勞則氣耗，思則氣結。九氣不同，何病之生？岐伯曰：怒則氣逆，甚則嘔血及飧泄，故氣上矣。喜則氣和志達，榮衛通利，故氣緩矣。悲則心系急，肺布葉舉，而上焦不通，榮衛不散，熱氣在中，故氣消矣。恐則精却，却則上焦閉，閉則氣還，還則下焦脹，故氣不行矣。寒則腠理閉，氣不行，故氣收矣。炅則腠理開，榮衛通，汗大泄，故氣泄。驚則心無所倚，神無所歸，慮無所定，故氣亂矣。勞則喘息汗出，外内皆越，故氣耗矣。思則心有所存，神有所歸，正氣留而不行，故氣結矣。

腹中論篇第四十 新校正云：按全元起本在第五卷

黃帝問曰：有病心腹滿，旦食則不能暮食，此為何病？岐伯對曰：名為鼓脹。帝曰：治之柰何？岐伯曰：治之以雞矢醴，一劑知，二劑已。帝曰：其時有復發者，何也？岐伯曰：此飲食不節，故時有病也。雖然其病且已時，故當病氣聚于腹也。

帝曰：有病胷脇支滿者，妨于食，病至則先聞腥臊臭，出清液，先唾血，四支清，目眩，時時前後血，病名為何？何以得之？岐伯曰：病名血枯，此得之年少時，有所大脫血。若醉入房，中氣竭，肝傷，故月事衰少不來也。帝曰：治之柰何？復以何術？岐伯曰：以四烏鰂骨一藘茹，二物并合之，丸以雀卵，大如小豆，以五丸為後飯，飲以鮑魚汁，利腸中，及傷肝也。

帝曰：病有少腹盛，上下左右皆有根，此為何病？可治不？岐伯曰：病名曰伏梁。帝曰：伏梁何因而得之？岐伯曰：裹大膿血，居腸胃之外，不可治，治之每切按之致死。帝曰：何以然？岐伯曰：此下則因陰，必下膿血，上則迫胃脘，生鬲俠胃脘內癰，此久病也，難治。居齊上為逆，居齊下為從，勿動亟奪，論在刺法中。帝曰：人有身體髀股䯒皆腫，環齊而痛，是為何病？岐伯曰：病名伏梁，此風根也。其氣溢于大腸而著于肓，肓之原在齊下，故環齊而痛也。不可動之，動之為水溺濇之病。

帝曰：夫子數言熱中消中，不可服高梁芳草石藥。石藥發瘨，芳草發狂。夫熱中消中者，皆富貴人也，今禁高梁，是不合其心，禁芳草石藥，是病不愈，願聞其説。岐伯曰：夫芳草之氣美，石藥之氣悍，二者其氣急疾堅勁，故非緩心和人，不可以服此二者。帝曰：不可以服此二者，何以然？岐伯曰：夫熱氣慓悍，藥氣亦然，二者相遇，恐内傷脾，脾者土也，而惡木，服此藥者，至甲乙日更論。

帝曰：善。有病膺腫，頭痛胷滿腹脹，此為何病？何以得之？岐伯曰：名厥逆。帝曰：治之柰何？岐伯曰：灸之則瘖，石之則狂，須其氣并，廼可治也。帝曰：何以然？岐伯曰：陽氣重上，有余于上，灸之則陽氣入陰，入則瘖，石之則陽氣虚，虚則狂，須其氣并而治之，可使全也。

帝曰：善。何以知懷子之且生也？岐伯曰：身有病而無邪脈也。

帝曰：病熱而有所痛者何也？岐伯曰：病熱者陽脈也，以三陽之動也。人迎一盛少陽，二盛太陽，三盛陽明，入陰也。夫陽入于陰，故病在頭與腹，廼䐜脹而頭痛也。帝曰：善。

刺腰痛篇第四十一

新校正云：按全元起本在第六卷

足太陽脈令人腰痛，引項脊尻背如重狀，刺其郄中。太陽正經出血，春無見血。

少陽令人腰痛，如以鍼刺其皮中，循循然不可以俛仰，不可以顧。刺少陽成骨之端出血，成骨在膝外廉之骨獨起者，夏無見血。

陽明令人腰痛，不可以顧，顧如有見者，善悲。刺陽明于骱前三痏，上下和之出血，秋無見血。

足少陰令人腰痛，痛引脊内廉。刺少陰于内踝上二痏。春無見血，出血太多，不可復也。

厥陰之脈令人腰痛，腰中如張弓弩絃。刺厥陰之脈，在腨踵魚腹之外，循之累累然，迺刺之。其病令人善言默默然不慧，刺之三痏。

解脈令人腰痛，痛引肩，目䀮䀮然，時遺溲。刺解脈，在膝筋肉分間郄外廉之横脈出血，血變而止。

解脈令人腰痛如引帶，常如折腰狀，善恐。刺解脈，在郄中結絡如黍米，刺之血射，以黑見赤血而已。

同陰之脈令人腰痛，痛如小錘居其中，怫然腫。刺同陰之脈在外踝上絶骨之端，為三痏。

陽維之脈令人腰痛，痛上怫然腫。刺陽維之脈，脈與太陽合腨下間，去地一尺所。

衡絡之脈令人腰痛，不可以俛仰，仰則恐仆，得之舉重傷腰，衡絡絶，惡血歸之。刺之在郄陽、筋之間，上郄數寸，衡居為二痏出血。

會陰之脈令人腰痛，痛上漯漯然汗出。汗干令人欲飲，飲已欲走。刺直陽之脈上三痏，在蹻上郄下五寸橫居，視其盛者出血。

飛陽之脈令人腰痛，痛上拂拂然，甚則悲以恐。刺飛陽之脈，在內踝上五寸，少陰之前，與陰維之會。

昌陽之脈令人腰痛，痛引膺，目䀮䀮然，甚則反折，舌卷不能言。刺內筋為二痏。在內踝上大筋前太陰後，上踝二寸所。

散脈令人腰痛而熱，熱甚生煩，腰下如有橫木居其中，甚則遺溲。刺散脈在膝前骨肉分間，絡外廉，束脈為三痏。

肉裏之脈令人腰痛，不可以欬，欬則筋縮急。刺肉裏之脈，為二痏，在太陽之外，少陽絕骨之後。

腰痛俠脊而痛至頭，幾幾然，目䀮䀮欲僵仆，刺足太陽郄中出血。

腰痛上寒，刺足太陽陽明；上熱刺足厥陰；不可以俛仰，刺足少陽；中熱而喘，刺足少陰，刺郄中出血。

腰痛上寒不可顧，刺足陽明；上熱刺足太陰；中熱而喘，刺足少陰。大便難，刺足少陰；少腹滿，刺足厥陰。如折不可以俛仰，不可舉，刺足太陽；引脊內廉，刺足少陰。

腰痛引少腹控䏚，不可以仰；刺腰尻交者，兩髁胂上，以月生死為痏數，發鍼立已，左取右，右取左。

卷第十二

啟玄子次注林億孫奇高保衡等奉敕校正孫兆重改誤

風論篇第四十二

新校正云：按全元起本在第九卷

黃帝問曰：風之傷人也，或為寒熱，或為熱中，或為寒中，或為癘風，或為偏枯，或為風也，其病各異，其名不同。或内至五藏六府，不知其解，願聞其說。

岐伯對曰：風氣藏于皮膚之間，内不得通，外不得泄。風者，善行而數變，腠理開，則洒然寒，閉則熱而悶。其寒也，則衰食飲；其熱也，則消肌肉。故使人怢慄而不能食，名曰寒熱。

風氣與陽明入胃，循脈而上至目内眥，其人肥，則風氣不得外泄，則為熱中而目黃；人瘦則外泄而寒，則為寒中而泣出。風氣與太陽俱入，行諸脈俞，散于分肉之間，與衛氣相干，其道不利。故使肌肉憤䐜而有瘍，衛氣有所凝而不行，故其肉有不仁也。癘者，有榮氣熱胕，其氣不清，故使其鼻柱壞而色敗，皮膚瘍潰。風寒客于脈而不去，名曰癘風，或名曰寒熱。

以春甲乙傷于風者為肝風，以夏丙丁傷于風者為心風，以季夏戊己傷于邪者為脾風，以秋庚辛中于邪者為肺風，以冬壬癸中于邪者為腎風。風中五藏六府之俞，亦為藏府之風，各入其門戶，所中則為偏風。風氣循風府而上，則為腦風，風入系頭，則為目風，眼寒。飲酒中風，則為漏風。入房汗出中風，則為内風。新沐中風，則為首風。久風入中，則為腸風，飧泄。外在腠理，則為泄風。故風者，百病之長也，至其變化，迺為他病也，無常方，然致有風氣也。

帝曰：五藏風之形狀不同者何？願聞其診，及其病能。岐伯曰：肺風之狀，多汗惡風，色皏然白，時欬短氣，晝日則差，暮則甚，診在眉上，其色白。心風之狀，多汗惡風，焦絶善怒嚇，赤色，病甚則言不可快，診在口，其色赤。肝風之狀，多汗惡風，善悲，色微蒼，嗌干善怒，時憎女子，診在目下，其色青。脾風之狀，多汗惡風，身體怠墮，四支不欲動，色薄微黄，不嗜食，診在鼻上，其色黄。腎風之狀，多汗惡風，面龐然浮腫，脊痛不能正立，其色炲，隱曲不利，診在肌上，其色黑。

胃風之狀，頸多汗，惡風，食飲不下，鬲塞不通，腹善滿，失衣則䐜脹，食寒則泄，診形瘦而腹大。首風之狀，頭面多汗，惡風，當先風一日，則病甚，頭痛不可以出内，至其風日，則病少愈。漏風之狀，或多汗，常不可單衣，食則汗出，甚則身汗，喘息惡風，衣常濡，口干善渴，不能勞事。泄風之狀，多汗，汗出泄衣上，口中干，上漬其風，不能勞事，身體盡痛，則寒。帝曰：善。

痺論篇第四十三 新校正云：按全元起本在第八卷

黃帝問曰：痺之安生？岐伯對曰：風寒濕三氣雜至，合而為痺也。其風氣勝者為行痺，寒氣勝者為痛痺，濕氣勝者為著痺也。

帝曰：其有五者何也？岐伯曰：以冬遇此者為骨痺，以春遇此者為筋痺；以夏遇此者為脈痺；以至陰遇此者為肌痺；以秋遇此者為皮痺。

帝曰：內舍五藏六府，何氣使然？岐伯曰：五藏皆有合，病久而不去者，內舍于其合也。故骨痺不已，復感于邪，內舍于腎；筋痺不已，復感于邪，內舍于肝；脈痺不已，復感于邪，內舍于心；肌痺不已，復感于邪，內舍于脾；皮痺不已，復感于邪，內舍于肺；所謂痺者，各以其時重感于風寒濕之氣也。

凡痺之客五藏者，肺痺者，煩滿喘而嘔。心痺者，脈不通，煩則心下鼓，暴上氣而喘，嗌干善噫，厥氣上則恐。肝痺者，夜卧則驚，多飲，數小便，上為引如懷。腎痺者，善脹，尻以代踵，脊以代頭。脾痺者，四支解墮，發欬嘔汁，上為大塞。腸痺者，數飲而出不得，中氣喘爭，時發飧泄。胞痺者，少腹膀胱按之內痛，若沃以湯，濇于小便，上為清涕。陰氣者，靜則神藏，躁則消亡。飲食自倍，腸胃迺傷。淫氣喘息，痺聚在肺；淫氣憂思，痺聚在心；淫氣遺溺，痺聚在腎；淫氣乏竭，痺聚在肝；淫氣肌絕，痺聚在脾。諸痺不已，亦益內也。其風氣勝者，其人易已也。

帝曰：痺，其時有死者，或疼久者，或易已者，其故何也？岐伯曰：其入藏者死，其留連筋骨間者疼久，其留皮膚間者易已。

帝曰：其客于六府者何也？岐伯曰：此亦其食飲居處，為其病本也。六府亦各有俞，風寒濕氣中其俞，而食飲應之，循俞而入，各舍其府也。

帝曰：以鍼治之柰何？岐伯曰：五藏有俞，六府有合，循脈之分，各有所發，各隨其過，則病瘳也。

帝曰：榮衛之氣，亦令人痺乎？岐伯曰：榮者水谷之精氣也，和調于五藏，洒陳于六府，廼能入于脈也。故循脈上下貫五藏，絡六府也。衛者水谷之悍氣也。其氣慓疾滑利，不能入于脈也。故循皮膚之中，分肉之間，熏于肓膜，散于胷腹，逆其氣則病，從其氣則愈，不與風寒濕氣合，故不為痺。

帝曰：善。痺或痛、或不痛、或不仁、或寒、或熱、或燥、或濕，其故何也？岐伯曰：痛者寒氣多也，有寒故痛也。其不痛不仁者，病久入深，榮衛之行濇，經絡時踈，故不通，皮膚不營，故為不仁。其寒者，陽氣少，陰氣多，與病相益，故寒也。其熱者，陽氣多，陰氣少，病氣勝，陽遭陰，故為痺熱。其多汗而濡者，此其逢濕甚也。陽氣少，陰氣盛，兩氣相感，故汗出而濡也。

帝曰：夫痺之為病，不痛何也？岐伯曰：痺在于骨則重；在于脈則血凝而不流；在于筋則屈不伸；在于肉則不仁；在于皮則寒。故具此五者，則不痛也。凡痺之類，逢寒則蟲，逢熱則縱。帝曰：善。

痿論篇第四十四 新校正云：按全元起本在第四卷

黄帝問曰：五藏使人痿何也？岐伯對曰：肺主身之皮毛，心主身之血脈，肝主身之筋膜，脾主身之肌肉，腎主身之骨髓。故肺熱葉焦，則皮毛虚弱，急薄，著則生痿躄也。心氣熱，則下脈厥而上，上則下脈虚，虚則生脈痿，樞折挈，脛縱而不任地也。肝氣熱，則膽泄口苦，筋膜干，筋膜干則筋急而攣，發為筋痿。脾氣熱，則胃干而渴，肌肉不仁，發為肉痿。腎氣熱，則腰脊不舉，骨枯而髓減，發為骨痿。

帝曰：何以得之？岐伯曰：肺者藏之長也，為心之蓋也，有所失亡，所求不得，則發肺鳴，鳴則肺熱葉焦，故曰：五藏因肺熱葉焦，發為痿躄，此之謂也。悲哀太甚，則胞絡絶，胞絡絶，則陽氣内動，發則心下崩數溲血也。故本病曰：大經空虚，發為肌痺，傳為脈痿。思想無窮，所願不得，意淫于外，入房太甚，宗筋弛縱，發為筋痿，及為白淫。故下經曰：筋痿者生于肝使内也。有漸于濕，以水為事，若有所留，居處相濕，肌肉濡漬，痺而不仁，發為肉痿。故下經曰：肉痿者，得之濕地也。有所遠行勞倦，逢大熱而渴，渴則陽氣内伐，内伐則熱舍于腎，腎者水藏也；今水不勝火，則骨枯而髓虚。故足不任身，發為骨痿。故下經曰：骨痿者，生于大熱也。

帝曰：何以別之？岐伯曰：肺熱者色白而毛敗；心熱者色赤而絡脈溢；肝熱者色蒼而爪枯；脾熱者色黄而肉蠕動；腎熱者色黑而齒槁。

帝曰：如夫子言可矣。論言治痿者，獨取陽明何也？岐伯曰：陽明者五藏六府之海，主閏宗筋，宗筋主束骨而利機關也。衝脈者，經脈之海也，主滲灌谿谷，與陽明合于宗筋，陰陽揔、宗筋之會，會于氣街，而陽明為之長，皆屬于帶脈，而絡于督脈。故陽明虛，則宗筋縱，帶脈不引，故足痿不用也。

帝曰：治之柰何？岐伯曰：各補其滎而通其俞，調其虛實，和其逆順，筋脈骨肉，各以其時受月，則病已矣。

帝曰：善。

厥論篇第四十五 新校正云：按全元起本在第五卷

黄帝問曰：厥之寒熱者，何也？岐伯對曰：陽氣衰于下，則為寒厥；陰氣衰于下，則為熱厥。

帝曰：熱厥之為熱也，必起于足下者何也？岐伯曰：陽氣起于足五指之表。陰脈者，集于足下而聚于足心，故陽氣勝則足下熱也。

帝曰：寒厥之為寒也，必從五指而上于膝者，何也？岐伯曰：陰氣起于五指之裏，集于膝下而聚于膝上，故陰氣勝則從五指至膝上寒。其寒也，不從外，皆從内也。

帝曰：寒厥何失而然也？岐伯曰：前陰者，宗筋之所聚，太陰陽明之所合也。春夏則陽氣多而陰氣少，秋冬則陰氣盛而陽氣衰。此人者質壯，以秋冬奪于所用，下氣上爭，不能復，精氣溢下，邪氣因從之而上也。氣因于中，陽氣衰，不能滲營其經絡，陽氣日損，陰氣獨在，故手足為之寒也。

帝曰：熱厥何如而然也？岐伯曰：酒入于胃，則絡脈滿而經脈虚，脾主為胃行其津液者也。陰氣虚則陽氣入，陽氣入則胃不和，胃不和則精氣竭，精氣竭則不營其四支也。此人必數醉若飽，以入房，氣聚于脾中不得散，酒氣與谷氣相薄，熱盛于中，故熱偏于身，内熱而溺赤也。夫酒氣盛而慓悍，腎氣有衰，陽氣獨勝，故手足為之熱也。

帝曰：厥或令人腹滿，或令人暴不知人，或至半日遠至一日，迺知人者何也？岐伯曰：陰氣盛于上則下虛，下虛則腹脹滿，陽氣盛于上，則下氣重上，而邪氣逆，逆則陽氣亂，陽氣亂，則不知人也。

帝曰：善。願聞六經脈之厥狀病能也。岐伯曰：巨陽之厥，則腫首頭重，足不能行，發為眴仆。陽明之厥，則癲疾欲走呼，腹滿不得卧，面赤而熱，妄見而妄言。少陽之厥，則暴聾頰腫而熱，脇痛，䯒不可以運。太陰之厥，則腹滿䐜脹，後不利，不欲食，食則嘔，不得卧。少陰之厥，則口干溺赤，腹滿心痛。厥陰之厥，則少腹腫痛，腹脹，涇溲不利，好卧，屈膝，陰縮腫，䯒内熱。盛則寫之；虛則補之；不盛不虛，以經取之。

太陰厥逆，䯒急攣，心痛引腹，治主病者。少陰厥逆，虛滿嘔變，下泄清，治主病者。厥陰厥逆，攣腰痛虛滿，前閉譫言，治主病者。三陰俱逆，不得前後，使人手足寒，三日死。太陽厥逆，僵仆、嘔血、善衄，治主病者。少陽厥逆，機關不利，機關不利者，腰不可以行，項不可以顧，發腸癰不可治，驚者死。陽明厥逆，喘欬身熱，善驚、衄、嘔血。

手太陰厥逆，虛滿而欬，善嘔沫，治主病者。手心主少陰厥逆，心痛引喉，身熱死，不可治。手太陽厥逆，耳聾泣出，項不可以顧，腰不可以俛仰。治主病者。手陽明少陽厥逆，發喉痺、嗌腫、痓，治主病者。

卷第十三

啟玄子次注林億孫奇高保衡等奉敕校正孫兆重改誤

病能論篇第四十六 新校正云：按全元起本在第五卷

黄帝問曰：人病胃脘癰者，診當何如？岐伯對曰：診此者，當候胃脈，其脈當沈細，沈細者氣逆，逆者，人迎甚盛，甚盛則熱；人迎者，胃脈也，逆而盛，則熱聚于胃口而不行，故胃脘為癰也。

帝曰：善。人有卧而有所不安者，何也？岐伯曰：藏有所傷，及精有所之寄則安，故人不能懸其病也。

帝曰：人之不得偃卧者，何也？岐伯曰：肺者藏之蓋也，肺氣盛則脈大，脈大則不得偃卧，論在《奇恒陰陽》中。

帝曰：有病厥者，診右脈沈而緊，左脈浮而遲，不然病主安在？岐伯曰：冬診之，右脈固當沈緊，此應四時，左脈浮而遲，此逆四時，在左當主病在腎，頗關在肺，當腰痛也。帝曰：何以言之？岐伯曰：少陰脈貫腎絡肺，今得肺脈，腎為之病，故腎為霄痛之病也。

帝曰：善。有病頸癰者，或石治之，或鍼灸治之，而皆已。其眞安在？岐伯曰：此同名異等者也。夫癰氣之息者，宜以鍼開除去之。夫氣盛血聚者，宜石而寫之，此所謂同病異治也。

帝曰：有病怒狂者，此病安生？岐伯曰：生于陽也。帝曰：陽何以使人狂？岐伯曰：陽氣者，因暴折而難決，故善怒也，病名曰陽厥。帝曰：何以知之？岐伯曰：陽明者常動，巨陽少陽不動，不動而動，大疾，此其候也。帝曰：治之柰何？岐伯曰：奪其食即已。夫食入于陰，長氣于陽，故奪其食即已。使之服以生鐵絡為飲，夫生鐵絡者，下氣疾也。帝曰：善。有病身熱解墮，汗出如浴，惡風少氣，此為何病？岐伯曰：病名曰酒風。帝曰：治之柰何？岐伯曰：以澤寫、朮各十分，麋銜五分，合以三指撮為後飯。

所謂深之細者，其中手如鍼也。摩之切之，聚者，堅也，愽者，大也。上經者，言氣之通天也。下經者，言病之變化也。金匱者，決死生也。揆度者，切度之也。奇恒者，言奇病也。所謂奇者，使奇病不得以四時死也。恒者，得以四時死也。所謂揆者，方切求之也，言切求其脈理也。度者，得其病處，以四時度之也。

奇病論篇第四十七

新校正云：按全元起本在第五卷

黄帝問曰：人有重身，九月而瘖，此為何也？岐伯對曰：胞之絡脈絶也。帝曰：何以言之？岐伯曰：胞絡者，系于腎，少陰之脈貫腎，系舌本，故不能言。帝曰：治之柰何？岐伯曰：無治也，當十月復。刺法曰：無損不足，益有余，以成其疹，然後調之。所謂無損不足者，身羸瘦，無用鑱石也；無益其有余者，腹中有形而泄之，泄之則精出而病獨擅中，故曰疹成也。

帝曰：病脇下滿氣逆，二三歲不已，是為何病？岐伯曰：病名曰息積，此不妨于食，不可灸刺，積為導引服藥，藥不能獨治也。

帝曰：人有身體髀股骱皆腫，環齊而痛，是為何病？岐伯曰：病名曰伏梁，此風根也。其氣溢于大腸而著于肓，肓之原在齊下，故環齊而痛也。不可動之，動之為水溺濇之病也。

帝曰：人有尺脈數甚，筋急而見，此為何病？岐伯曰：此所謂疹筋，是人腹必急，白色黑色見，則病甚。

帝曰：人有病頭痛，以數歲不已，此安得之，名為何病？岐伯曰：當有所犯大寒，内至骨髓，髓者，以腦為主，腦逆，故令頭痛，齒亦痛，病名曰厥逆。帝曰：善。

帝曰：有病口甘者，病名為何？何以得之？岐伯曰：此五氣之溢也，名曰脾癉。夫五味入口，藏于胃，脾為之行其精氣津液在脾，故令人口甘也。此肥美之所發也，此人必數食甘美而多肥也。肥者，令人内熱，甘者令人中滿，故其氣上溢，轉為消渴。治之以蘭，除陳氣也。

帝曰：有病口苦，取陽陵泉。口苦者，病名為何？何以得之？岐伯曰：病名曰膽癉。夫肝者，中之將也，取決于膽，咽為之使，此人者數謀慮不決，故膽虚，氣上溢而口為之苦。治之以膽募俞，治在陰陽十二官相使中。

帝曰：有癃者，一日數十溲，此不足也。身熱如炭，頸膺如格，人迎躁盛，喘息氣逆，此有余也。太陰脈微細如髮者，此不足也。其病安在？名為何病？岐伯曰：病在太陰，其盛在胃，頗在肺，病名曰厥，死不治。此所謂得五有余，二不足也。帝曰：何謂五有余？二不足？岐伯曰：所謂五有余者，五病之氣有余也；二不足者，亦病氣之不足也。今外得五有余，内得二不足，此其身不表不裏，亦正死明矣！

帝曰：人生而有病癲疾者，病名曰何？安所得之？岐伯曰：病名為胎病，此得之在母腹中時，其母有所大驚、氣上而不下，精氣并居，故令子發為癲疾也。

帝曰：有病痝然如有水狀，切其脈大緊，身無痛者，形不瘦，不能食，食少，名為何病？岐伯曰：病生在腎，名為腎風，腎風而不能食，善驚，驚已，心氣痿者死。帝曰：善。

大奇論篇第四十八 新校正云：按全元起本在第九卷

肝滿、腎滿、肺滿皆實，即為腫。肺之雍，喘而兩胠滿；肝雍，兩胠滿，卧則驚，不得小便；腎雍，脚下至少腹滿，脛有大小，髀䯒大跛，易偏枯。

心脈滿大，癎瘛筋攣；肝脈小急，癎瘛筋攣；肝脈騖暴，有所驚駭，脈不至若瘖，不治自已。腎脈小急，肝脈小急，心脈小急，不鼓皆為瘕。

腎肝并沈為石水，并浮為風水，并虚為死，并小絃欲驚。腎脈大急沈，肝脈大急沈，皆為疝。心脈搏滑急為心疝。肺脈沈搏為肺疝。三陽急為瘕，三陰急為疝。二陰急為癎厥，二陽急為驚。

脾脈外鼓沈為腸澼，久自已。肝脈小緩為腸澼，易治。腎脈小搏沈，為腸澼下血，血温身熱者死。心肝澼亦下血，二藏同病者可治。其脈小沈濇為腸澼，其身熱者死，熱見七日死。

胃脈沈鼓濇，胃外鼓大；心脈小堅急，皆鬲偏枯。男子發左、女子發右，不瘖舌轉可治，三十日起。其從者瘖三歲起，年不滿二十者三歲死。

脈至而搏，血衄身熱者死。脈來懸鈎浮為常脈。脈至如喘，名曰暴厥，暴厥者不知與人言。脈至如數，使人暴驚，三四日自已。

脈至浮合，浮合如數，一息十至以上，是經氣予不足也，微見九十日死。

脈至如火薪然，是心精之予奪也，草干而死。

脈至如散葉，是肝氣予虛也，木葉落而死。

脈至如省客，省客者，脈塞而鼓，是腎氣予不足也，懸去棗華而死。

脈至如丸泥，是胃精予不足也，榆莢落而死。

脈至如横格，是膽氣予不足也，禾熟而死。

脈至如絃縷，是胞精予不足也，病善言，下霜而死，不言可治。

脈至如交漆，交漆者，左右傍至也，微見三十日死。

脈至如涌泉，浮鼓肌中，太陽氣予不足也。少氣味，韭英而死。

脈至如頹土之狀，按之不得，是肌氣予不足也，五色先見黑，白壘發死。

脈至如懸雍，懸雍者，浮揣切之益大，是十二俞之予不足也，水凝而死。

脈至如偃刀，偃刀者，浮之小急，按之堅大急，五藏菀熟，寒熱獨并于腎也，如此其人不得坐，立春而死。

脈至如丸滑，不直手，不直手者，按之不可得也。是大腸氣予不足也，棗葉生而死。

脈至如華者令人善恐，不欲坐卧，行立常聽，是小腸氣予不足也，季秋而死。

脈解篇第四十九

新校正云：按全元起本在第九卷

太陽所謂腫，䐜脽痛者，正月太陽寅，寅太陽也。正月陽氣出，在上而陰氣盛，陽未得自次也，故腫，䐜脽痛也。病偏虛為跛者，正月陽氣凍解，地氣而出也。所謂偏虛者，冬寒頗有不足者，故偏虛為跛也。所謂強上引背者，陽氣大上而爭，故強上也。所謂耳鳴者，陽氣萬物盛上而躍，故耳鳴也。所謂甚則狂巔疾者，陽盡在上而陰氣從下，下虛上實，故狂巔疾也。所謂浮為聾者，皆在氣也。所謂入中為瘖者，陽盛已衰故為瘖也。內奪而厥，則為瘖俳，此腎虛也，少陰不至者厥也。

少陽所謂心脇痛者，言少陽盛也。盛者心之所表也，九月陽氣盡而陰氣盛，故心脇痛也。所謂不可反側者，陰氣藏物也，物藏則不動，故不可反側也。所謂甚則躍者，九月萬物盡衰，草木畢落而墮，則氣去陽而之陰，氣盛而陽之下長，故謂躍。

陽明所謂洒洒振寒者，陽明者午也，五月盛陽之陰也，陽盛而陰氣加之，故洒洒振寒也。

所謂脛腫而股不收者，是五月盛陽之陰也。陽者衰于五月，而一陰氣上，與陽始爭，故脛腫而股不收也。

所謂上喘而為水者，陰氣下而復上，上則邪客于藏府間，故為水也。

所謂胷痛少氣者，水氣在藏府也；水者陰氣也，陰氣在中，故胷痛少氣也。

所謂甚則厥，惡人與火，聞木音則惕然而驚者，陽氣與陰氣相薄，水火相惡，故惕然而驚也。所謂欲獨閉戶牖而處者，陰陽相薄也，陽盡而陰盛，故欲獨閉戶牖而居。

所謂病至則欲乘高而歌、棄衣而走者，陰陽復爭而外并于陽，故使之棄衣而走也。

所謂客孫脈，則頭痛鼻鼽腹腫者，陽明并于上，上者則其孫絡太陰也，故頭痛鼻鼽腹腫也。

太陰所謂病脹者，太陰子也，十一月萬物氣皆藏于中，故曰病脹。所謂上走心為噫者，陰盛而上走于陽明，陽明絡屬心，故曰上走心為噫也。所謂食則嘔者，物盛滿而上溢，故嘔也。所謂得後與氣則快然如衰者，十二月陰氣下衰而陽氣且出，故曰：得後與氣則快然如衰也。少陰所謂腰痛者，少陰者，腎也。十月萬物陽氣皆傷，故腰痛也。所謂嘔欬上氣喘者，陰氣在下，陽氣在上，諸陽氣浮無所依從。故嘔欬上氣喘也。所謂色色不能久立，久坐起則目䀮䀮無所見者，萬物陰陽不定未有主也。秋氣始至，微霜始下，而方殺萬物，陰陽内奪，故目䀮䀮無所見也。所謂少氣善怒者，陽氣不治，陽氣不治，則陽氣不得出，肝氣當治而未得，故善怒。善怒者，名曰煎厥。所謂恐如人將捕之者，秋氣萬物未有畢去，陰氣少，陽氣入。陰陽相薄，故恐也。所謂惡聞食臭者，胃無氣，故惡聞食臭也。所謂面黑如地色者，秋氣内奪。故變于色也。所謂欬則有血者，陽脈傷也。陽氣未盛于上而脈滿，滿則欬，故血見于鼻也。厥陰所謂㿉疝。婦人少腹腫者，厥陰者，辰也，三月陽中之陰。邪在中。故曰㿉疝少腹腫也。所謂腰脊痛不可以俛仰者，三月一振榮華萬物，一俛而不仰也。所謂㿉癃疝膚脹者，曰陰亦盛而脈脹不通故曰㿉癃疝也。所謂甚則嗌干熱中者，陰陽相薄而熱，故嗌干也。

卷第十四

啟玄子次注林億孫奇高保衡等奉敕校正孫兆重改誤

刺要論篇第五十

新校正云：按全元起本在第六卷《刺齊篇》中

黄帝問曰：願聞刺要？

岐伯對曰：病有浮沈，刺有淺深，各至其理，無過其道，過之則内傷，不及則生外壅，壅則邪從之。淺深不得，反為大賊，内動五藏，後生大病。

故曰：病有在毫毛腠理者，有在皮膚者，有在肌肉者，有在脈者，有在筋者，有在骨者，有在髓者。

是故刺毫毛腠理無傷皮，皮傷則内動肺，肺動則秋病温瘧，泝泝然寒慄。

刺皮無傷肉，肉傷則内動脾，脾動則七十二日四季之月，病腹脹煩不嗜食。

刺肉無傷脈，脈傷則内動心，心動則夏病心痛。

刺脈無傷筋，筋傷則内動肝，肝動則春病熱而筋弛。

刺筋無傷骨，骨傷則内動腎，腎動則冬病脹，腰痛。

刺骨無傷髓，髓傷則銷鑠胻痠，體解㑊然不去矣。

刺齊論篇第五十一

新校正云：按全元起本在第六卷

黄帝問曰：願聞刺淺深之分。

岐伯對曰：刺骨者無傷筋，刺筋者無傷肉，刺肉者無傷脈，刺脈者無傷皮，刺皮者無傷肉，刺肉者無傷筋，刺筋者無傷骨。

帝曰：余未知其所謂，願聞其解。

岐伯曰：刺骨無傷筋者，鍼至筋而去，不及骨也。刺筋無傷肉者，至肉而去，不及筋也。刺肉無傷脈者，至脈而去，不及肉也。刺脈無傷皮者，至皮而去，不及脈也。所謂刺皮無傷肉者，病在皮中，鍼入皮中無傷肉也。刺肉無傷筋者，過肉中筋也，刺筋無傷骨者，過筋中骨也。此之謂反也。

刺禁論篇第五十二

新校正云：按全元起本在第六卷

黃帝問曰：願聞禁數。岐伯對曰：藏有要害，不可不察。肝生于左，肺藏于右，心部于表，腎治于裏，脾為之使，胃為之市。鬲肓之上，中有父母，七節之傍，中有小心，從之有福，逆之有咎。

刺中心，一日死。其動為噫。刺中肝，五日死。其動為語。刺中腎，六日死。其動為嚔。刺中肺，三日死。其動為欬。刺中脾，十日死。其動為呑。刺中膽，一日半死。其動為嘔。

刺跗上中大脈，血出不止，死。刺面中溜脈，不幸為盲。刺頭中腦戶，入腦立死。刺舌下中脈太過，血出不止為瘖。刺足下布絡中脈，血不出為腫。刺郄中大脈，令人仆脫色。刺氣街中脈，血不出，為腫鼠仆。刺脊間中髓為傴。刺乳上，中乳房，為腫根蝕。刺缺盆中内陷氣泄，令人喘欬逆。刺手魚腹内陷為腫。

無刺大醉，令人氣亂；無刺大怒，令人氣逆；無刺大勞人；無刺新飽人；無刺大饑人；無刺大渴人；無刺大驚人。

刺陰股中大脈，血出不止，死。刺客主人内陷中脈，為内漏為聾。刺膝髕出液為跛。刺臂太陰脈，出血多，立死。刺足少陰脈，重虛出血，為舌難以言。刺膺中陷中，肺為喘逆仰息。刺肘中内陷氣歸之，為不屈伸。刺陰股下三寸内陷，令人遺溺。刺腋下脇間内陷，令人欬。刺少腹中膀胱溺出，令人少腹滿。刺腨腸内陷，為腫。

刺匡上陷骨中脈，為漏為盲。刺關節中液出，不得屈伸。

刺志論篇第五十三 新校正云：按全元起本在第六卷

黄帝問曰：願聞虚實之要。

岐伯對曰：氣實形實，氣虚形虚，此其常也，反此者病。谷盛氣盛，谷虚氣虚，此其常也，反此者病。脈實血實，脈虚血虚，此其常也，反此者病。

帝曰：如何而反？

岐伯曰：氣虚身熱，此謂反也。谷入多而氣少，此謂反也。谷不入而氣多，此謂反也。脈盛血少，此謂反也。脈少血多，此謂反也。

氣盛身寒，得之傷寒；氣虚身熱，得之傷暑。

谷入多而氣少者，得之有所脱血，濕居下也。

谷入少而氣多者，邪在胃及與肺也。

脈小血多者，飲中熱也；脈大血少者，脈有風氣，水漿不入，此之謂也。

夫實者，氣入也；虚者，氣出也。氣實者，熱也；氣虚者，寒也。

入實者，左手開鍼空也；入虚者，左手閉鍼空也。

鍼解篇第五十四 新校正云：按全元起本在第六卷

黄帝問曰：願聞九鍼之解，虛實之道。岐伯對曰：刺虛則實之者，鍼下熱也，氣實廼熱也。滿而泄之者，鍼下寒也，氣虛廼寒也。菀陳則除之者，出惡血也。邪勝則虛之者，出鍼勿按。徐而疾則實者，徐出鍼而疾按之；疾而徐則虛者，疾出鍼而徐按之。言實與虛者，寒温氣多少也。若無若有者，疾不可知也。察後與先者，知病先後也。為虛與實者，工勿失其法。若得若失者，離其法也。虛實之要，九鍼最妙者，為其各有所宜也。補寫之時者，與氣開闔相合也。九鍼之名，各不同形者，鍼窮其所當補寫也。

刺實須其虛者留鍼，陰氣隆至，廼去鍼也；刺虛須其實者，陽氣隆至，鍼下熱，廼去鍼也。經氣已至，愼守勿失者，勿變更也。深淺在志者，知病之内外也。近遠如一者，深淺其候等也。如臨深淵者，不敢墮也。手如握虎者，欲其壯也。神無營于衆物者，靜志觀病人，無左右視也。義無邪下者，欲端以正也。必正其神者，欲瞻病人目，制其神，令氣易行也。所謂三裏者，下膝三寸也。所謂跗之者，舉膝分易見也。巨虛者，蹻足䯒獨陷者。下廉者陷下者也。

帝曰：余聞九鍼上應天地四時陰陽，願聞其方，令可傳于後世以為常也。岐伯曰：夫一天、二地、三人、四時、五音、六律、七星、八風、九野，身形亦應之，鍼各有所宜，故曰九鍼。人皮應天，人肉應地，人脈應人，人筋應時，人聲應音，人陰陽合氣應律，人齒面目應星，人出入氣應風，人九竅三百六十五絡應野。故一鍼皮、二鍼肉、三鍼脈、四鍼筋、五鍼骨、六鍼調陰陽、七鍼益精、八鍼除風、九鍼通九竅、除三百六十五節氣。此之謂各有所主也。人心意應八風；人氣應天；人髮齒耳目五聲，應五音六律；人陰陽脈血氣應地。人肝目應之九。九竅三百六十五。人一以觀動靜天二以候五色七星應之以候髮母澤五音一以候宮商角徵羽六律有余不足應之二地一以候高下有余九野一節俞應之以候閉節三人變一分人候齒泄多血少十分角之變五分以候緩急六分不足三分寒關節第九分四時人寒温燥濕四時一應之以候相反一四方各作解。

長刺節論篇第五十五

新校正云：按全元起本在第三卷

刺家不診，聽病者言，在頭頭疾痛，為藏鍼之。刺至骨病已，上無傷骨肉及皮，皮者道也。

陰刺入一，傍四處，治寒熱。深專者刺大藏，迫藏刺背，背俞也。刺之迫藏，藏會，腹中寒熱去而止。與刺之要，發鍼而淺出血。治腐腫者，刺腐上，視癰小大深淺刺。刺大者多血，小者深之，必端内鍼為故止。

病在少腹有積，刺皮髓以下，至少腹而止。刺俠脊兩傍四椎間，刺兩髂髎季脇肋間，導腹中氣熱下已。

病在少腹，腹痛不得大小便，病名曰疝，得之寒。刺少腹兩股間，刺腰髁骨間，刺而多之，盡炅病已。

病在筋，筋攣節痛，不可以行，名曰筋痺。刺筋上為故，刺分肉間，不可中骨也。病起筋炅病已止。

病在肌膚，肌膚盡痛，名曰肌痺，傷于寒濕。刺大分小分，多發鍼而深之，以熱為故，無傷筋骨，傷筋骨，癰發若變。諸分盡熱病已止。

病在骨，骨重不可舉，骨髓痠痛，寒氣至，名曰骨痺。深者刺無傷脈肉為故。其道大分小分，骨熱病已止。

病在諸陽脈且寒且熱，諸分且寒且熱，名曰狂。刺之虛脈，視分盡熱病已止。

病初發歲一發，不治月一發，不治月四五發，名曰癲病。刺諸分諸脈。其無寒者，以鍼調之病止。

病風且寒且熱，炅汗出，一日數過，先刺諸分理絡脈，汗出且寒且熱，三日一刺，百日而已。

病大風骨節重，鬚眉墮，名曰大風，刺肌肉為故。汗出百日，刺骨髓汗出百日，凡二百日鬚眉生而止鍼。

卷第十五

啟玄子次注林億孫奇高保衡等奉敕校正孫兆重改誤

皮部論篇第五十六 新校正云：按全元起本在第二卷

黃帝問曰：余聞皮有分部，脈有經紀，筋有結絡，骨有度量，其所生病各異。別其分部，左右上下，陰陽所在，病之始終，願聞其道。岐伯對曰：欲知皮部以經脈為紀者，諸經皆然。

陽明之陽，名曰害蜚，上下同法，視其部中有浮絡者，皆陽明之絡也。其色多青則痛，多黑則痺，黃赤則熱，多白則寒，五色皆見，則寒熱也。絡盛則入客于經。陽主外，陰主內。

少陽之陽，名曰樞持。上下同法，視其部中，有浮絡者，皆少陽之絡也。絡盛則入客于經，故在陽者主內，在陰者主出，以滲于內，諸經皆然。

太陽之陽，名曰關樞。上下同法，視其部中，有浮絡者，皆太陽之絡也。絡盛則入客于經。

少陰之陰，名曰樞儒。上下同法，視其部中，有浮絡者，皆少陰之絡也。絡盛則入客于經，其入經也，從陽部注于經，其出者，從陰內注于骨。

心主之陰，名曰害肩，上下同法，視其部中，有浮絡者，皆心主之絡也。絡盛則入客于經。

太陰之陰，名曰關蟄。上下同法，視其部中，有浮絡者，皆太陰之絡也。絡盛則入客于經。凡十二經絡脈者，皮之部也。

是故百病之始生也，必先于皮毛。邪中之，則腠理開，開則入客于絡脈，留而不去，傳入于經，留而不去，傳入于府，廩于腸胃。邪之始入于皮也，泝然起毫毛，開腠理，其入于絡也，則絡脈盛色變；其入客于經也，則感虛，迺陷下，其留于筋骨之間。寒多則筋攣骨痛；熱多則筋弛骨消，肉爍䐃破，毛直而敗。

帝曰：夫子言皮之十二部，其生病皆何如？岐伯曰：皮者，脈之部也。邪客于皮，則腠理開，開則邪入客于絡脈，絡脈滿，則注于經脈，經脈滿，則入舍于府藏也。故皮者有分部不與而生大病也。帝曰：善。

經絡論篇第五十七

新校正云：按全元起本在《皮部論》末王氏分

黃帝問曰：夫絡脈之見也，其五色各異，青黃赤白黑不同，其故何也？

岐伯對曰：經有常色，而絡無常變也。

帝曰：經之常色何如？

岐伯曰：心赤、肺白、肝青、脾黃、腎黑，皆亦應其經脈之色也。

帝曰：絡之陰陽，亦應其經乎？

岐伯曰：陰絡之色應其經，陽絡之色變無常，隨四時而行也。寒多則凝泣，凝泣則青黑；熱多則淖澤，淖澤則黃赤。此皆常色，謂之無病。五色具見者，謂之寒熱。

帝曰：善。

氣穴論篇第五十八

新校正云：按全元起本在第二卷

黃帝問曰：余聞氣穴三百六十五，以應一歲，未知其所，願卒聞之。岐伯稽首再拜對曰：窘乎哉問也！其非聖帝，孰能窮其道焉！因請溢意盡言其處。帝捧手逡巡而却曰：夫子之開余道也，目未見其處，耳未聞其數，而目以明，耳以聰矣。岐伯曰：此所謂聖人易語，良馬易禦也。帝曰：余非聖人之易語也，世言眞數開人意，今余所訪問者眞數，發蒙解惑，未足以論也。然余願聞夫子溢志盡言其處，令解其意，請藏之金匱，不敢復出。岐伯再拜而起曰：臣請言之。背與心相控而痛，所治天突與十椎及上紀。上紀者，胃脘也，下紀者，關元也。背胷邪系陰陽左右，如此其病前後痛濇，胷脇痛而不得息，不得卧，上氣短氣偏痛，脈滿起，斜出尻脈，絡胷脇，支心貫鬲，上肩加天突，斜下肩交十椎下。

藏俞五十穴，府俞七十二穴，熱俞五十九穴，水俞五十七穴，頭上五行，行五，五五二十五穴，中膂兩傍各五，凡十穴，大椎上兩傍各一，凡二穴，目瞳子浮白二穴，兩髀厭分中二穴，犢鼻二穴，耳中多所聞二穴，眉本二穴，完骨二穴，項中央一穴，枕骨二穴，上關二穴，大迎二穴，下關二穴，天柱二穴，巨虛上下廉四穴，曲牙二穴，天突一穴，天府二穴，天牖二穴，扶突二穴，天窗二穴，肩解二穴，關元一穴，委陽二穴，肩貞二穴，瘖門一穴，齊一穴，胷俞十二穴，背俞二穴，膺俞十二穴，分肉二穴，踝上横二穴，陰陽蹻四穴，水俞在諸分，熱俞在氣穴，寒熱俞在兩骸厭中二穴，大禁二十五，在天府下五寸。凡三百六十五穴，鍼之所由行也。

帝曰：余已知氣穴之處，遊鍼之居，願聞孫絡谿谷，亦有所應乎？岐伯曰：孫絡三百六十五穴會，亦以應一歲，以溢奇邪，以通榮衛。榮衛稽留，衛散榮溢，氣竭血著，外為發熱，內為少氣，疾寫無怠，以通榮衛，見而寫之，無問所會。帝曰：善。願聞谿谷之會也。岐伯曰：肉之大會為谷，肉之小會為谿。肉分之間，谿谷之會，以行榮衛，以會大氣。邪溢氣壅，脈熱肉敗，榮衛不行，必將為膿，內銷骨髓，外破大膕，留于節湊，必將為敗。積寒留舍，榮衛不居，卷肉縮筋，肋肘不得伸，內為骨痺，外為不仁，命曰不足，大寒留于谿谷也。谿谷三百六十五穴會，亦應一歲。其小痺淫溢，循脈往來，微鍼所及，與法相同。

帝迺辟左右而起，再拜曰：今日發蒙解惑，藏之金匱，不敢復出。迺藏之金蘭之室，署曰氣穴所在。岐伯曰：孫絡之脈別經者，其血盛而當寫者，亦三百六十五脈，并注于絡，傳注十二絡脈，非獨十四絡脈也，內解寫于中者十脈。

氣府論篇第五十九 新校正云：按全元起本在第二卷

足太陽脈氣所發者，七十八穴：兩眉頭各一，入髮至項三寸半，傍五，相去三寸，其浮氣在皮中者凡五行，行五，五五二十五，項中大筋兩傍各一，風府兩傍各一，俠背以下至尻尾二十一節，十五間各一，五藏之俞各五，六府之俞各六，委中以下至足小指傍各六俞。

足少陽脈氣所發者六十二穴：兩角上各二，直目上髮際内各五，耳前角上各一，耳前角下各一，鋭髮下各一，客主人各一，耳後陷中各一，下關各一，耳下牙車之後各一，缺盆各一，掖下三寸，脇下至胠八間各一，髀樞中傍各一，膝以下至足小指、次指各六俞。

足陽明脈氣所發者，六十八穴：額顱髮際傍各三，面鼽骨空各一，大迎之骨空各一，人迎各一，缺盆外骨空各一，膺中骨間各一，俠鳩尾之外，當乳下三寸，俠胃脘各五，俠齊廣三寸各三，下齊二寸俠之各三，氣街動脈各一，伏兔上各一，三裏以下至足中指各八俞，分之所在穴空。

手太陽脈氣所發者，三十六穴：目内眥各一，目外各一，鼽骨下各一，耳郭上各一，耳中各一，巨骨穴各一，曲掖上骨穴各一，柱骨上陷者各一，上天窓四寸各一，肩解各一，肩解下三寸各一，肘以下至手小指本各六俞。

手陽明脈氣所發者二十二穴：鼻空外廉、項上各二，大迎骨空各一，柱骨之會各一，髃骨之會各一，肘以下至手大指、次指本各六俞。

手少陽脈氣所發者，三十二穴：鼽骨下各一，眉後各一，角上各一，下完骨後各一，項中足太陽之前各一，俠扶突各一，肩貞各一，肩貞下三寸分間各一，肘以下至手小指、次指本各六俞。

督脈氣所發者，二十八穴：項中央二，髮際後中八，面中三，大椎以下至尻尾及傍十五穴。至骶下凡二十一節，脊椎法也。

任脈之氣所發者，二十八穴：喉中央二，膺中骨陷中各一，鳩尾下三寸，胃脘五寸，胃脘以下至横骨六寸半一，腹脈法也。下陰別一，目下各一，下脣一，齗交一。

衝脈氣所發者，二十二穴：俠鳩尾外各半寸至齊寸一，俠齊下傍各五分至横骨寸一，腹脈法也。足少陰舌下，厥陰毛中急脈各一，手少陰各一，陰陽蹻各一，手足諸魚際脈氣所發者。凡三百六十五穴也。

卷第十六

啟玄子次注林億孫奇高保衡等奉敕校正孫兆重改誤

骨空論　水熱穴論

骨空論篇第六十

新校正云：按全元起本在第二卷自灸寒熱之法已下在第六卷《刺齊篇》末

黃帝問曰：余聞風者百病之始也，以鍼治之柰何？岐伯對曰：風從外入，令人振寒，汗出頭痛，身重惡寒，治在風府，調其陰陽。不足則補，有余則寫。大風頸項痛，刺風府。風府在上椎。大風汗出，灸譩譆，譩譆在背下俠脊傍三寸所，厭之令病者呼譩譆，譩譆應手。從風憎風，刺眉頭。失枕，在肩上横骨間。折使榆臂，齊肘正，灸脊中。眇絡季脇引少腹而痛脹，刺譩譆。䯊痛不可以轉摇，急引陰卵，刺八髎與痛上。八髎在䯊尻分間。鼠瘻寒熱，還刺寒府。寒府在附膝外解營。取膝上外者使之拜，取足心者使之跪。

任脈者，起于中極之下，以上毛際，循腹裏上關元，至咽喉，上頤循面入目。衝脈者，起于氣街，并少陰之經，俠齊上行，至胷中而散。任脈為病，男子内結七疝，女子帶下瘕聚。衝脈為病，逆氣裏急。督脈為病，脊強反折。督脈者，起于少腹以下骨中央，女子入系廷孔，其孔，溺孔之端也。其絡循陰器合篡間，繞篡後，別繞臀，至少陰與巨陽中絡者合，少陰上股内後廉，貫脊屬腎，與太陽起于目内眥，上額交巔，上入絡腦，還出別下項，循肩髆内，俠脊抵腰中，入循膂絡腎。其男子循莖下至篡，與女子等。其少腹直上者，貫齊中央，上貫心，入喉，上頤環脣，上系兩目之下中央。此生病，從少腹上衝心而痛，不得前後，為衝疝。其女子不孕、癃、痔、遺溺、嗌干。督脈生病治督脈，治在骨上，甚者在齊下營。

其上氣有音者，治其喉中央，在缺盆中者。其病上衝喉者，治其漸，漸者上俠頤也。蹇膝伸不屈，治其楗。坐而膝痛治其機。立而暑解，治其骸關。膝痛痛及拇指，治其膕。坐而膝痛如物隱者，治其關。膝痛不可屈伸，治其背内。連骭若折，治陽明中俞髎，若別，治巨陽、少陰滎。淫濼脛痠，不能久立，治少陽之維，在外上五寸。輔骨上橫骨下為楗，俠髖為機，膝解為骸關，俠膝之骨為連骸，骸下為輔，輔上為膕，膕上為關，頭橫骨為枕。

水俞五十七穴者：尻上五行，行五；伏菟上兩行，行五；左右各一行，行五；踝上各一行，行六穴。髓空在腦後三分，在顱際鋭骨之下，一在齗基下，一在項後中復骨下，一在脊骨上空在風府上。脊骨下空在尻骨下空。數髓空在面俠鼻，或骨空在口下當兩肩。兩髆骨空在髆中之陽。臂骨空在臂陽，去踝四寸兩骨空之間。股骨上空在股陽，出上膝四寸。骭骨空在輔骨之上端。股際骨空在毛中動下。尻骨空在髀骨之後相去四寸。扁骨有滲理湊，無髓孔，易髓無空。

灸寒熱之法，先灸項大椎，以年為壯數，次灸橛骨，以年為壯數。視背俞陷者灸之，舉臂肩上陷者灸之，兩季脇之間灸之，外踝上絶骨之端灸之，足小指次指間灸之，腨下陷脈灸之，外踝後灸之，缺盆骨上切之堅痛如筋者灸之，膺中陷骨間灸之，掌束骨下灸之，齊下關元三寸灸之，毛際動脈灸之，膝下三寸分間灸之，足陽明跗上動脈灸之，巓上一灸之。犬所嚙之處灸之三壯，即以犬傷病法灸之。凡當灸二十九處，傷食灸之，不已者，必視其經之過于陽者，數刺其俞而藥之。

水熱穴論篇第六十一 新校正云：按全元起本在第八卷

黃帝問曰：少陰何以主腎？腎何以主水？岐伯對曰：腎者，至陰也，至陰者，盛水也。肺者，太陰也。少陰者，冬脈也。故其本在腎，其末在肺，皆積水也。帝曰：腎何以能聚水而生病？岐伯曰：腎者，胃之關也，關門不利，故聚水而從其類也。上下溢于皮膚，故為胕腫。胕腫者，聚水而生病也。

帝曰：諸水皆生于腎乎？岐伯曰：腎者，牝藏也。地氣上者屬于腎，而生水液也，故曰至陰。勇而勞甚，則腎汗出，腎汗出逢于風，內不得入于藏府，外不得越于皮膚，客于玄府，行于皮裏，傳為胕腫，本之于腎，名曰風水。所謂玄府者，汗空也。

帝曰：水俞五十七處者，是何主也？岐伯曰：腎俞五十七穴，積陰之所聚也，水所從出入也。尻上五行行五者，此腎俞，故水病下為胕腫大腹，上為喘呼，不得卧者，標本俱病，故肺為喘呼，腎為水腫，肺為逆不得卧，分為相輸俱受者，水氣之所留也。伏菟上各二行行五者，此腎之街也，三陰之所交結于脚也。踝上各一行行六者，此腎脈之下行也，名曰太衝。凡五十七穴者，皆藏之陰絡，水之所客也。

帝曰：春取絡脈分肉，何也？岐伯曰：春者木始治，肝氣始生，肝氣急，其風疾，經脈常深，其氣少，不能深入，故取絡脈分肉間。

帝曰：夏取盛經分腠，何也？岐伯曰：夏者火始治，心氣始長，脈瘦氣弱，陽氣留溢，熱熏分腠，内至于經，故取盛經分腠，絶膚而病去者，邪居淺也。所謂盛經者，陽脈也。

帝曰：秋取經俞，何也？岐伯曰：秋者金始治，肺將收殺，金將勝火，陽氣在合，陰氣初勝，濕氣及體，陰氣未盛，未能深入，故取俞以寫陰邪，取合以虛陽邪，陽氣始衰，故取于合。

帝曰：冬取井滎，何也？岐伯曰：冬者水始治，腎方閉，陽氣衰少，陰氣堅盛，巨陽伏沈，陽脈迺去，故取井以下陰逆，取滎以實陽氣。故曰：冬取井滎，春不鼽衄，此之謂也。

帝曰：夫子言治熱病五十九俞，余論其意，未能領別其處，願聞其處，因聞其意。岐伯曰：頭上五行行五者，以越諸陽之熱逆也。大杼、膺俞、缺盆、背俞，此八者，以寫胷中之熱也；氣街、三裏、巨虛、上下廉，此八者，以寫胃中之熱也；雲門、髃骨、委中、髓空，此八者，以寫四支之熱也；五藏俞傍五，此十者，以寫五藏之熱也。凡此五十九穴者，皆熱之左右也。

帝曰：人傷于寒而傳為熱，何也？岐伯曰：夫寒盛，則生熱也。

卷第十七

啟玄子次注林億孫奇高保衡等奉敕校正孫兆重改誤

調經論篇第六十二

新校正云：按全元起本在第一卷

黄帝問曰：余聞刺法言，有余寫之，不足補之，何謂有余？何謂不足？岐伯對曰：有余有五，不足亦有五，帝欲何問？帝曰：願盡聞之。岐伯曰：神有余，有不足；氣有余，有不足；血有余，有不足；形有余，有不足；志有余，有不足。凡此十者，其氣不等也。

帝曰：人有精氣、津液、四支、九竅、五藏十六部，三百六十五節，迺生百病，百病之生，皆有虚實。今夫子迺言有余有五，不足亦有五，何以生之乎？岐伯曰：皆生于五藏也。夫心藏神，肺藏氣，肝藏血，脾藏肉，腎藏志，而此成形。志意通，内連骨髓而成身形五藏。五藏之道，皆出于經隧，以行血氣。血氣不和，百病迺變化而生，是故守經隧焉。

帝曰：神有余不足何如？岐伯曰：神有余則笑不休，神不足則悲。血氣未并，五藏安定，邪客于形，洒淅起于毫毛，未入于經絡也。故命曰神之微。帝曰：補寫柰何？岐伯曰：神有余則寫其小絡之血，出血勿之深斥；無中其大經，神氣廼平。神不足者，視其虚絡，按而致之，刺而利之，無出其血，無泄其氣，以通其經，神氣廼平。帝曰：刺微柰何？岐伯曰：按摩勿釋，著鍼勿斥，移氣于不足，神氣廼得復。

帝曰：善。氣有余不足柰何？岐伯曰：氣有余則喘欬上氣，不足則息利少氣。血氣未并，五藏安定，皮膚微病，命曰白氣微泄。帝曰：補寫柰何？岐伯曰：氣有余則寫其經隧，無傷其經，無出其血，無泄其氣。不足則補其經隧，無出其氣。帝曰：刺微柰何？岐伯曰：按摩勿釋，出鍼視之曰，我將深之，適人必革，精氣自伏，邪氣散亂，無所休息，氣泄腠理，眞氣廼相得。

帝曰：善。血有余不足柰何？岐伯曰：血有余則怒，不足則恐。血氣未并，五藏安定，孫絡水溢，則經有留血。帝曰：補寫柰何？岐伯曰：血有余則寫其盛經，出其血；不足則視其虚經，内鍼其脈中，久留而視，脈大疾出其鍼，無令血泄。帝曰：刺留血柰何？岐伯曰：視其血絡，刺出其血，無令惡血得入于經，以成其疾。

帝曰：善。形有余不足柰何？岐伯曰：形有余則腹脹，涇溲不利；不足則四支不用。血氣未并，五藏安定，肌肉蠕動，命曰微風。帝曰：補寫柰何？岐伯曰：形有余則寫其陽經，不足則補其陽絡。帝曰：刺微柰何？岐伯曰：取分肉間，無中其經，無傷其絡，衛氣得復，邪氣廼索。

帝曰：善。志有余不足柰何？岐伯曰：志有余則腹脹飧泄，不足則厥。血氣未并，五藏安定，骨節有動。帝曰：補寫柰何？岐伯曰：志有余則寫然筋血者，不足則補其復溜。帝曰：刺未并柰何？岐伯曰：即取之無中其經，邪所廼能立虚。

帝曰：善。余已聞虛實之形，不知其何以生？岐伯曰：氣血以并，陰陽相傾，氣亂于衛，血逆于經，血氣離居，一實一虛。血并于陰，氣并于陽，故為驚狂。血并于陽，氣并于陰，迺為炅中。血并于上，氣并于下，心煩惋善怒。血并于下，氣并于上，亂而喜忘。

帝曰：血并于陰，氣并于陽，如是血氣離居，何者為實？何者為虛？岐伯曰：血氣者喜温而惡寒，寒則泣不能流，温則消而去之，是故氣之所并為血虛，血之所并為氣虛。帝曰：人之所有者血與氣耳。今夫子迺言血并為虛，氣并為虛，是無實乎？岐伯曰：有者為實，無者為虛，故氣并則無血，血并則無氣。今血與氣相失，故為虛焉。絡之與孫脈俱輸于經，血與氣并則為實焉。血之與氣并走于上，則為大厥，厥則暴死，氣復反則生，不反則死。

帝曰：實者何道從來？虛者何道從去？虛實之要，願聞其故。岐伯曰：夫陰與陽皆有俞會。陽注于陰，陰滿之外，陰陽勻平，以充其形，九候若一，命曰平人。夫邪之生也，或生于陰，或生于陽。其生于陽者，得之風雨寒暑；其生于陰者，得之飲食居處，陰陽喜怒。

帝曰：風雨之傷人柰何？岐伯曰：風雨之傷人也，先客于皮膚，傳入于孫脈，孫脈滿則傳入于絡脈，絡脈滿則輸于大經脈，血氣與邪并，客于分腠之間，其脈堅大，故曰實。實者，外堅充滿不可按之，按之則痛。

帝曰：寒濕之傷人，柰何？岐伯曰：寒濕之中人也，皮膚不收，肌肉堅緊，榮血泣，衛氣去，故曰虛。虛者，聶辟氣不足，按之則氣足以温之，故快然而不痛。

帝曰：善。陰之生實柰何？岐伯曰：喜怒不節，則陰氣上逆，上逆則下虛，下虛則陽氣走之。故曰實矣。

帝曰：陰之生虛柰何？岐伯曰：喜則氣下，悲則氣消，消則脈虛空。因寒飲食，寒氣熏滿，則血泣氣去，故曰虛矣。

帝曰：經言陽虛則外寒，陰虛則內熱，陽盛則外熱，陰盛則內寒，余已聞之矣，不知其所由然也。岐伯曰：陽受氣于上焦，以温皮膚分肉之間，令寒氣在外，則上焦不通，上焦不通，則寒氣獨留于外，故寒慄。帝曰：陰虛生內熱柰何？岐伯曰：有所勞倦，形氣衰少，谷氣不盛，上焦不行，下脘不通，胃氣熱，熱氣熏胷中，故內熱。帝曰：陽盛生外熱柰何？岐伯曰：上焦不通利，則皮膚緻密，腠理閉塞，玄府不通，衛氣不得泄越，故外熱。帝曰：陰盛生內寒柰何？岐伯曰：厥氣上逆，寒氣積于胷中而不寫，不寫則温氣去寒獨留，則血凝泣，凝則脈不通，其脈盛大以濇，故中寒。

帝曰：陰與陽并，血氣以并，病形以成，刺之柰何？岐伯曰：刺此者取之經隧。取血于營，取氣于衛。用形哉，因四時多少高下。帝曰：血氣以并，病形以成，陰陽相傾，補寫柰何？岐伯曰：寫實者，氣盛迺內鍼，鍼與氣俱內，以開其門，如利其戶，鍼與氣俱出，精氣不傷，邪氣迺下，外門不閉，以出其疾，摇大其道，如利其路，是謂大寫，必切而出，大氣迺屈。帝曰：補虛柰何？岐伯曰：持鍼勿置，以定其意，候呼內鍼，氣出鍼入，鍼空四塞，精無從去，方實而疾出鍼，氣入鍼出，熱不得還，閉塞其門，邪氣布散，精氣迺得存，動氣候時，近氣不失，遠氣迺來，是謂追之。

帝曰：夫子言虛實者有十，生于五藏，五藏五脈耳。夫十二經脈皆生其病，今夫子獨言五藏。夫十二經脈者，皆絡三百六十五節，節有病必被經脈，經脈之病，皆有虛實，何以合之？岐伯曰：五藏者故得六府與為表裏，經絡支節，各生虛實，其病所居，隨而調之。病在脈，調之血；病在血，調之絡；病在氣，調之衛；病在肉，調之分肉；病在筋，調之筋；病在骨，調之骨。燔鍼劫刺其下及與急者。病在骨焠鍼藥熨。病不知所痛，兩蹻為上。身形有痛，九候莫病，則繆刺之痛在于左而右脈病者巨刺之。必謹察其九候，鍼道備矣。

卷第十八

啟玄子次注林億孫奇高保衡等奉敕校正孫兆重改誤

繆刺論　四時刺逆從論

標本病傳論

繆刺論篇第六十三 新校正云：按全元起本在第二卷

黄帝問曰：余聞繆刺，未得其意，何謂繆刺？岐伯對曰：夫邪之客于形也，必先舍于皮毛，留而不去，入舍于孫脈，留而不去，入舍于絡脈，留而不去，入舍于經脈，内連五藏，散于腸胃，陰陽俱感，五藏迺傷，此邪之從皮毛而入，極于五藏之次也。如此則治其經焉。今邪客于皮毛，入舍于孫絡，留而不去，閉塞不通，不得入于經，流溢于大絡，而生奇病也。夫邪客大絡者，左注右，右注左，上下左右與經相干，而布于四末，其氣無常處，不入于經俞，命曰繆刺。

帝曰：願聞繆刺，以左取右，以右取左，柰何？其與巨刺何以别之？岐伯曰：邪客于經，左盛則右病，右盛則左病，亦有移易者，左痛未已，而右脈先病，如此者，必巨刺之，必中其經，非絡脈也。故絡病者，其痛與經脈繆處，故命曰繆刺。

帝曰：願聞繆刺柰何？取之何如？岐伯曰：邪客于足少陰之絡，令人卒心痛、暴脹、胷脇支滿、無積者，刺然骨之前出血，如食頃而已，不已左取右，右取左。病新發者，取五日已。

邪客于手少陽之絡，令人喉痺，舌卷口干，心煩，臂外廉痛，手不及頭，刺手中指次指爪甲上，去端如韭葉，各一痏，壯者立已，老者有頃已，左取右，右取左，此新病數日已。

邪客于足厥陰之絡，令人卒疝暴痛。刺足大指爪甲上與肉交者，各一痏，男子立已，女子有頃已，左取右，右取左。

邪客于足太陽之絡，令人頭項肩痛。刺足小指爪甲上與肉交者，各一痏，立已。不已，刺外踝下三痏，左取右，右取左，如食頃已。

邪客于手陽明之絡，令人氣滿胷中，喘息而支胠，胷中熱。刺手大指次指爪甲上，去端如韭葉，各一痏，左取右，右取左，如食頃已。

邪客于臂掌之間，不可得屈。刺其踝後，先以指按之痛，廼刺之。以月死生為數，月生一日一痏，二日二痏，十五日十五痏，十六日十四痏。

邪客于足陽蹻之脈，令人目痛，從内眥始。刺外踝之下半寸所各二痏，左刺右，右刺左，如行十里頃而已。

人有所墮墜，惡血留內，腹中滿脹，不得前後。先飲利藥，此上傷厥陰之脈，下傷少陰之絡。刺足內踝之下，然骨之前，血脈出血，刺足跗上動脈。不已，刺三毛上各一痏，見血立已，左刺右，右刺左，善悲驚不樂，刺如右方。

邪客于手陽明之絡，令人耳聾，時不聞音。刺手大指次指爪甲上去端如韭葉各一痏，立聞。不已，刺中指爪甲上與肉交者，立聞。其不時聞者，不可刺也。耳中生風者，亦刺之如此數，左刺右，右刺左。

凡痺往來，行無常處者，在分肉間痛而刺之，以月死生為數，用鍼者，隨氣盛衰，以為痏數，鍼過其日數則脱氣，不及日數則氣不寫，左刺右，右刺左，病已止，不已復刺之如法，月生一日一痏，二日二痏，漸多之，十五日十五痏，十六日十四痏，漸少之。

邪客于足陽明之經，令人鼽衄，上齒寒。刺足中指次指爪甲上與肉交者，各一痏，左刺右，右刺左。

邪客于足少陽之絡，令人脇痛，不得息，欬而汗出。刺足小指次指爪甲上與肉交者，各一痏，不得息立已，汗出立止，欬者温衣飲食，一日已。左刺右，右刺左，病立已，不已，復刺如法。

邪客于足少陰之絡，令人嗌痛，不可内食，無故善怒，氣上走賁上。刺足下中央之脈，各三痏，凡六刺，立已。左刺右，右刺左，嗌中腫，不能内唾，時不能出唾者，刺然骨之前，出血立已，左刺右，右刺左。

邪客于足太陰之絡，令人䯢痛，引少腹控䏚，不可以仰息，刺䯢尻之解，兩胂之上，是䯢俞，以月死生為痏數，發鍼立已，左刺右，右刺左。

邪客于足太陽之絡，令人拘攣、背急、引脇而痛，刺之從項始，數脊椎俠脊，疾按之應手如痛，刺之傍三痏，立已。

邪客于足少陽之絡，令人留于樞中痛，髀不可舉，刺樞中，以毫鍼，寒則久留。鍼以月死生為數，立已。

治諸經刺之，所過者不病，則繆刺之。

耳聾，刺手陽明，不已，刺其通脈，出耳前者。齒齲，刺手陽明。不已，刺其脈，入齒中，立已。

邪客于五藏之間，其病也，脈引而痛，時來時止，視其病繆刺之于手足爪甲上，視其脈，出其血，間日一刺，一刺不已，五刺已。

繆傳引上齒，齒脣寒痛，視其手背脈血者，去之，足陽明中指爪甲上一痏，手大指次指爪甲上各一痏，立已，左取右，右取左。

邪客于手足少陰太陰足陽明之絡，此五絡皆會于耳中，上絡左角，五絡俱竭，令人身脈皆動，而形無知也，其狀若尸，或曰尸厥。刺其足大指內側爪甲上，去端如韭葉，後刺足心，後刺足中指爪甲上各一痏，後刺手大指內側，去端如韭葉，後刺手心主，少陰鋭骨之端，各一痏，立已。不已，以竹管吹其兩耳，鬄其左角之髮，方一寸燔治，飲以美酒一杯，不能飲者，灌之，立已。

凡刺之數，先視其經脈，切而從之，審其虛實而調之。不調者，經刺之；有痛而經不病者，繆刺之。因視其皮部有血絡者，盡取之，此繆刺之數也。

四時刺逆從論篇第六十四

新校正云：按厥陰有余至筋急目痛全元起本在第六卷春氣在經脈至篇末全元起本在第一卷

厥陰有余病陰痺；不足病生熱痺；滑則病狐疝風；濇則病少腹積氣。少陰有余病皮痺隱軫；不足病肺痺；滑則病肺風疝；濇則病積溲血。太陰有余，病肉痺，寒中；不足病脾痺；滑則病脾風疝；濇則病積，心腹時滿。陽明有余，病脈痺身時熱；不足病心痺；滑則病心風疝；濇則病積，時善驚。太陽有余病骨痺，身重；不足病腎痺；滑則病腎風疝；濇則病積，善時巔疾。少陽有余病筋痺、脇滿；不足病肝痺，滑則病肝風疝；濇則病積，時筋急目痛。

是故春氣在經脈，夏氣在孫絡；長夏氣在肌肉，秋氣在皮膚，冬氣在骨髓中。

帝曰：余願聞其故。岐伯曰：春者天氣始開，地氣始泄，凍解冰釋，水行經通，故人氣在脈。夏者經滿氣溢，入孫絡受血，皮膚充實。長夏者，經絡皆盛，内溢肌中。秋者天氣始收，腠理閉塞，皮膚引急。冬者，蓋藏血氣在中。内著骨髓，通于五藏。是故邪氣者，常隨四時之氣血而入客也。至其變化，不可為度，然必從其經氣，辟除其邪，除其邪則亂氣不生。

帝曰：逆四時而生亂氣柰何？岐伯曰：春刺絡脈，血氣外溢，令人少氣；春刺肌肉，血氣環逆，令人上氣；春刺筋骨，血氣内著，令人腹脹。夏刺經脈，血氣迺竭，令人解㑊；夏刺肌肉，血氣内却，令人善恐；夏刺筋骨，血氣上逆，令人善怒。秋刺經脈，血氣上逆，令人善忘；秋刺絡脈，氣不外行，令人卧，不欲動；秋刺筋骨，血氣内散，令人寒慄。冬刺經脈，氣血皆脱，令人目不明；冬刺絡脈，内氣外泄，留為大痺，冬刺肌肉，陽氣竭絶，令人善忘。凡此四時刺者，大逆之病，不可不從也，反之則生亂氣相淫病焉。故刺不知四時之經，病之所生，以從為逆，正氣内亂，與精相薄，必審九候，正氣不亂，精氣不轉。

帝曰：善。刺五藏中心一曰死，其動為噫。中肝五日死，其動為語。中肺三日死，其動為欬。中腎六日死，其動為嚔欠。中脾十日死，其動為呑。刺傷人五藏必死，其動則依其藏之所變候，知其死也。

標本病傳論篇第六十五

新校正云：按全元起本在第二卷《皮部論》篇前

黄帝問曰：病有標本，刺有逆從柰何？

岐伯對曰：凡刺之方，必别陰陽，前後相應，逆從得施，標本相移，故曰有其在標而求之于標，有其在本而求之于本，有其在本而求之于標，有其在標而求之于本。故治有取標而得者，有取本而得者，有逆取而得者，有從取而得者。故知逆與從，正行無問，知標本者，萬舉萬當，不知標本，是謂妄行。

夫陰陽逆從，標本之為道也，小而大，言一而知百病之害，少而多，淺而博，可以言一而知百也。以淺而知深，察近而知遠，言標與本，易而勿及。

治反為逆，治得為從。

先病而後逆者，治其本；先逆而後病者，治其本。

先寒而後生病者，治其本；先病而後生寒者，治其本。

先熱而後生病者，治其本；先熱而後生中滿者，治其標。

先病而後泄者，治其本；先泄而後生他病者，治其本。必且調之，廼治其他病。

先病而後先中滿者，治其標；先中滿而後煩心者，治其本。

人有客氣有同氣。

小大不利，治其標；小大利，治其本。

病發而有余，本而標之，先治其本，後治其標。病發而不足，標而本之，先治其標，後治其本。

謹察間甚，以意調之；間者并行，甚者獨行，先小大不利而後生病者，治其本。

夫病傳者心病，先心痛，一日而欬，三日脇支痛，五日閉塞不通，身痛體重，三日不已死。冬夜半，夏日中。

肺病喘欬，三日而脇支滿痛，一日身重體痛，五日而脹，十日不已死。冬日入，夏日出。

肝病頭目眩脇支滿，三日體重身痛，五日而脹，三日膂脊少腹痛脛痠，三日不已死。冬日入，夏早食。

脾病身痛體重，一日而脹，二日少腹膂脊痛，脛痠，三日背胎筋痛，小便閉，十日不已死。冬入定，夏晏食。

腎病少腹膂脊痛䯒痠，三日背胎筋痛，小便閉，三日腹脹，三日兩脇支痛，三日不已死。冬大晨，夏晏晡。

胃病脹滿，五日少腹膂脊痛䯒痠，三日背胎筋痛，小便閉，五日身體重，六日不已死。冬夜半後，夏日昳。

膀胱病，小便閉，五日少腹脹，膂脊痛䯒痠，一日腹脹，一日身體痛，二日不已死。冬雞鳴，夏下晡。

諸病以次是相傳，如是者，皆有死期，不可刺。間一藏止，及至三四藏者，廼可刺也。

卷第十九

啟玄子次注林億孫奇高保衡等奉敕校正孫兆重改誤

六微旨大論

天元紀大論　五運行大論

天元紀大論篇第六十六

黄帝問曰：天有五行禦五位，以生寒暑燥濕風。人有五藏化五氣，以生喜怒思憂恐。論言五運相襲，而皆治之，終期之日，周而復始，余已知之矣。願聞其與三陰三陽之候柰何合之？鬼臾區稽首再拜對曰：昭乎哉問也。夫五運陰陽者，天地之道也，萬物之綱紀，變化之父母，生殺之本始，神明之府也，可不通乎？故物生謂之化，物極謂之變；陰陽不測謂之神，神用無方謂之聖。夫變化之為用也，在天為玄，在人為道，在地為化，化生五味，道生智，玄生神。神在天為風，在地為木；在天為熱，在地為火；在天為濕，在地為土；在天為燥，在地為金；在天為寒，在地為水。故在天為氣，在地成形，形氣相感，而化生萬物矣。然天地者，萬物之上下也。左右者，陰陽之道路也。水火者，陰陽之徵兆也。金木者，生成之終始也。氣有多少，形有盛衰，上下相召，而損益彰矣。

帝曰：願聞五運之主時也何如？鬼臾區曰：五氣運行，各終期日，非獨主時也。帝曰：請問其所謂也。鬼臾區曰：臣稽考太始天元冊文曰：太虛寥廓，肇基化元，萬物資始，五運終天，布氣眞靈，揔統坤元，九星懸朗，七曜周旋。曰陰曰陽，曰柔曰剛，幽顯既位，寒暑弛張，生生化化，品物咸章，臣斯十世，此之謂也。

帝曰：善。何謂氣有多少，形有盛衰？鬼臾區曰：陰陽之氣，各有多少，故曰三陰三陽也。形有盛衰，謂五行之治，各有太過不及也。故其始也，有余而往，不足隨之；不足而往，有余從之。知迎知隨，氣可與期。應天為天符，承歲為歲直，三合為治。

帝曰：上下相召柰何？鬼臾區曰：寒暑燥濕風火，天之陰陽也，三陰三陽上奉之。木火土金水火，地之陰陽也，生長化收藏下應之。天以陽生陰長，地以陽殺陰藏。天有陰陽，地亦有陰陽。木火土金水火，地之陰陽也，生長化收藏，故陽中有陰，陰中有陽。所以欲知天地之陰陽者，應天之氣，動而不息，故五歲而右遷；應地之氣，靜而守位，故六期而環會。動靜相召，上下相臨，陰陽相錯，而變由生也。

帝曰：上下周紀，其有數乎？鬼臾區曰：天以六為節，地以五為制。周天氣者，六期為一備；終地紀者，五歲為一周。君火以明，相火以位。五六相合，而七百二十氣為一紀，凡三十歲，千四百四十氣，凡六十歲而為一周，不及太過，斯皆見矣。

帝曰：夫子之言，上終天氣，下畢地紀，可謂悉矣。余願聞而藏之，上以治民，下以治身，使百姓昭著，上下和親，德澤下流，子孫無憂，傳之後世，無有終時，可得聞乎？鬼臾區曰：至數之機，迫迮以微，其來可見，其往可追，敬之者昌，慢之者亡，無道行弘，必得天殃。謹奉天道，請言眞要。帝曰：善言始者，必會于終，善言近者，必知其遠，是則至數極而道不惑，所謂明矣。願夫子推而次之，令有條理，簡而不匱，久而不絶，易用難忘，為之綱紀。至數之要，願盡聞之。鬼臾區曰：昭乎哉問！明乎哉道！如鼓之應桴，響之應聲也。臣聞之，甲乙之歲，土運統之；乙庚之歲，金運統之；丙辛之歲，水運統之；丁壬之歲，木運統之；戊癸之歲，火運統之。

帝曰：其于三陰三陽合之柰何？鬼臾區曰：子午之歲，上見少陰；丑未之歲，上見太陰；寅申之歲，上見少陽；卯酉之歲，上見陽明；辰戌之歲，上見太陽；己亥之歲，上見厥陰。少陰所謂標也，厥陰所謂終也。厥陰之上，風氣主之；少陰之上，熱氣主之；太陰之上，濕氣主之；少陽之上，相火主之；陽明之上，燥氣主之；太陽之上，寒氣主之。所謂本也，是謂六元。帝曰：光乎哉道，明乎哉論！請著之玉版、藏之金匱，署曰天元紀。

五運行大論篇第六十七

黄帝坐明堂，始正天綱，臨觀八極，考建五常。請天師而問之曰：論言天地之動静，神明為之紀；陰陽之升降，寒暑彰其兆。余聞五運之數于夫子，夫子之所言，正五氣之各主歲爾，首甲定運，余因論之。鬼臾區曰：土主甲己，金主乙庚，水主丙辛，木主丁壬，火主戊癸。子午之上，少陰主之；丑未之上，太陰主之；寅申之上，少陽主之；卯酉之上，陽明主之；辰戌之上，太陽主之；己亥之上，厥陰主之。不合陰陽，其故何也？岐伯曰：是明道也，此天地之陰陽也。夫數之可數者，人中之陰陽也。然所合，數之可得者也。夫陰陽者，數之可十，推之可百，數之可千，推之可萬，天地陰陽者，不以數推以象之謂也。

帝曰：願聞其所始也。岐伯曰：昭乎哉！問也。臣覽太始天元冊文，丹天之氣，經于牛女戊分；黅天之氣，經于心尾己分；蒼天之氣，經于危室柳鬼；素天之氣，經于亢氐昴畢；玄天之氣，經于張翼婁胃；所謂戊己分者，奎壁角軫，則天地之門戸也。夫候之所始，道之所生，不可不通也。

帝曰：善。論言天地者，萬物之上下；左右者，陰陽之道路；未知其所謂也？岐伯曰：所謂上下者，歲上下見陰陽之所在也。左右者，諸上見厥陰，左少陰，右太陽；見少陰，左太陰，右厥陰；見太陰，左少陽，右少陰；見少陽，左陽明，右太陰；見陽明，左太陽，右少陽；見太陽，左厥陰，右陽明；所謂面北而命其位，言其見也。

帝曰：何謂下？岐伯曰：厥陰在上，則少陽在下，左陽明，右太陰；少陰在上，則陽明在下，左太陽，右少陽；太陰在上，則太陽在下，左厥陰，右陽明；少陽在上，則厥陰在下，左少陰，右太陽；陽明在上，則少陰在下，左太陰，右厥陰；太陽在上，則太陰在下，左少陽，右少陰；所謂面南而命其位，言其見也。上下相遘，寒暑相臨，氣相得則和，不相得則病。

帝曰：氣相得而病者，何也？岐伯曰：以下臨上，不當位也。

帝曰：動靜何如？岐伯曰：上者右行，下者左行，左右周天，余而復會也。帝曰：余聞鬼臾區曰：應地者靜，今夫子廼言下者左行，不知其所謂也？願聞何以生之乎？岐伯曰：天地動靜，五行遷復，雖鬼臾區其上候而已，猶不能徧明。夫變化之用，天垂象，地成形，七曜緯虛，五行麗地。地者，所以載生成之形類也。虛者，所以列應天之精氣也。形精之動，猶根本之與枝葉也，仰觀其象，雖遠可知也。

帝曰：地之為下否乎？岐伯曰：地為人之下，太虛之中者也。帝曰：馮乎？岐伯曰：大氣舉之也。燥以干之，暑以蒸之，風以動之，濕以潤之，寒以堅之，火以温之。故風寒在下，燥熱在上，濕氣在中，火遊行其間，寒暑六入，故令虛而生化也。故燥勝則地干，暑勝則地熱，風勝則地動，濕勝則地泥，寒勝則地裂，火勝則地固矣。

帝曰：天地之氣，何以候之？岐伯曰：天地之氣，勝復之作，不形于診也。脈法曰：天地之變，無以脈診，此之謂也。帝曰：間氣何如？岐伯曰：隨氣所在，期于左右。帝曰：期之柰何？岐伯曰：從其氣則和，違其氣則病。不當其位者病，迭移其位者病，失守其位者危，尺寸反者死，陰陽交者死。先立其年，以知其氣，左右應見，然後廼可以言死生之逆順。

帝曰：寒暑燥濕風火，在人合之柰何？其于萬物何以生化？岐伯曰：東方生風，風生木，木生痠，痠生肝，肝生筋，筋生心。其在天為玄，在人為道，在地為化；化生五味，道生智，玄生神，化生氣。神在天為風，在地為木，在體為筋，在氣為柔，在藏為肝。其性為暄，其德為和，其用為動，其色為蒼，其化為榮，其蟲毛，其政為散，其令宣發，其變摧拉，其眚為隕，其味為痠，其志為怒。怒傷肝，悲勝怒，風傷肝，燥勝風，痠傷筋，辛勝痠。

南方生熱，熱生火，火生苦，苦生心，心生血，血生脾。其在天為熱，在地為火，在體為脈，在氣為息，在藏為心。其性為暑，其德為顯，其用為燥，其色為赤，其化為茂，其蟲羽，其政為明，其令鬱蒸，其變炎爍，其眚燔焫，其味為苦，其志為喜。喜傷心，恐勝喜；熱傷氣，寒勝熱；苦傷氣，鹹勝苦。

中央生濕，濕生土，土生甘，甘生脾，脾生肉，肉生肺。其在天為濕，在地為土，在體為肉，在氣為充，在藏為脾。其性靜兼，其德為濡，其用為化，其色為黃，其化為盈，其蟲倮，其政為謐，其令雲雨，其變動注，其眚淫潰，其味為甘，其志為思。思傷脾，怒勝思；濕傷肉，風勝濕；甘傷脾，痠勝甘。

西方生燥，燥生金，金生辛，辛生肺，肺生皮毛，皮毛生腎。其在天為燥，在地為金，在體為皮毛，在氣為成，在藏為肺。其性為涼，其德為清，其用為固，其色為白，其化為斂，其蟲介，其政為勁，其令霧露，其變肅殺，其眚蒼落，其味為辛，其志為憂。憂傷肺，喜勝憂；熱傷皮毛，寒勝熱；辛傷皮毛，苦勝辛。

北方生寒，寒生水，水生鹹，鹹生腎，腎生骨髓，髓生肝。其在天為寒，在地為水，在體為骨，在氣為堅，在藏為腎。其性為凜，其德為寒，其用為闕本，其色為黑，其化為肅，其蟲鱗，其政為靜，其令闕本，其變凝冽，其眚冰雹，其味為鹹，其志為恐。恐傷腎，思勝恐；寒傷血，燥勝寒；鹹傷血，甘勝鹹。五氣更立，各有所先，非其位則邪，當其位則正。

帝曰：病生之變何如？

岐伯曰：氣相得則微，不相得則甚。帝曰：主歲何如？岐伯曰：氣有余，則制己所勝而侮所不勝；其不及，則己所不勝，侮而乘之，己所勝，輕而侮之。侮反受邪，侮而受邪，寡于畏也。帝曰：善。

六微旨大論篇第六十八

黄帝問曰：嗚呼，遠哉！天之道也，如迎浮雲，若視深淵。視深淵尚可測，迎浮雲莫知其極。夫子數言謹奉天道，余聞而藏之，心私異之，不知其所謂也。願夫子溢志盡言其事，令終不滅，久而不絶，天之道，可得聞乎？

岐伯稽首再拜對曰：明乎哉問！天之道也，此因天之序，盛衰之時也。

帝曰：願聞天道六六之節，盛衰何也？岐伯曰：上下有位，左右有紀。故少陽之右，陽明治之；陽明之右，太陽治之；太陽之右，厥陰治之；厥陰之右，少陰治之；少陰之右，太陰治之；太陰之右，少陽治之；此所謂氣之標，蓋南面而待也。故曰：因天之序，盛衰之時，移光定位，正立而待之，此之謂也。少陽之上，火氣治之，中見厥陰。陽明之上，燥氣治之，中見太陰。太陽之上，寒氣治之，中見少陰。厥陰之上，風氣治之，中見少陽。少陰之上，熱氣治之，中見太陽。太陰之上，濕氣治之，中見陽明。所謂本也，本之下，中之見也，見之下，氣之標也。本標不同，氣應異象。

帝曰：其有至而至，有至而不至，有至而太過，何也？岐伯曰：至而至者和；至而不至，來氣不及也；未至而至，來氣有余也。帝曰：至而不至，未至而至，如何？岐伯曰：應則順，否則逆，逆則變生，變則病。

帝曰：善。請言其應。岐伯曰：物，生其應也，氣，脈其應也。

帝曰：善。願聞地理之應六節，氣位，何如？岐伯曰：顯明之右，君火之位也。君火之右，退行一步，相火治之，復行一步，土氣治之。復行一步，金氣治之。復行一步，水氣治之。復行一步，木氣治之。復行一步，君火治之。相火之下，水氣承之；水位之下，土氣承之；土位之下，風氣承之；風位之下，金氣承之；金位之下，火氣承之；君火之下，陰精承之。帝曰：何也？岐伯曰：亢則害，承迺制。制則生化，外列盛衰；害則敗亂，生化大病。

帝曰：盛衰何如？岐伯曰：非其位則邪，當其位則正，邪則變甚，正則微。帝曰：何謂當位？岐伯曰：木運臨卯，火運臨午，土運臨四季，金運臨酉，水運臨子，所謂歲會，氣之平也。非位何如？岐伯曰：歲不與會也。帝曰：土運之歲，上見太陰；火運之歲，上見少陽、少陰；金運之歲，上見陽明；木運之歲，上見厥陰；水運之歲，上見太陽。柰何？岐伯曰：天之與會也，故天元冊曰天符。帝曰：天符歲會何如？岐伯曰：太一天符之會也。帝曰：其貴賤何如？岐伯曰：天符為執法，歲位為行令，太一天符為貴人。帝曰：邪之中也柰何？岐伯曰：中執法者，其病速而危；中行令者，其病徐而持；中貴人者，其病暴而死。帝曰：位之易也，何如？岐伯曰：君位臣則順，臣位君則逆。逆則其病近，其害速；順則其病遠，其害微。所謂二火也。

帝曰：善。願聞其步何如？岐伯曰：所謂步者，六十度而有奇。故二十四步積盈百刻而成日也。

帝曰：六氣應五行之變何如？岐伯曰：位有終始，氣有初中，上下不同，求之亦異也。帝曰：求之柰何？岐伯曰：天氣始于甲，地氣始于子，子甲相合，命曰歲立，謹候其時，氣可與期。

帝曰：願聞其歲六氣，始終早晏何如？岐伯曰：明乎哉問也！甲子之歲，初之氣，天數始于水下一刻，終于八十七刻半。二之氣，始于八十七刻六分，終于七十五刻。三之氣，始于七十六刻，終于六十二刻半。四之氣，始于六十二刻六分，終于五十刻。五之氣，始于五十一刻，終于三十七刻半。六之氣，始于三十七刻六分，終于二十五刻。所謂初六，天之數也。乙丑歲，初之氣，天數始于二十六刻，終于一十二刻半。二之氣，始于一十二刻六分，終于水下百刻。三之氣，始于一刻，終于八十七刻半。四之氣，始于八十七刻六分，終于七十五刻。五之氣，始于七十六刻，終于六十二刻半。六之氣，始于六十二刻六分，終于五十刻。所謂六二，天之數也。丙寅歲，初之氣，天數始于五十一刻，終于三十七刻半。二之氣，始于三十七刻六分，終于二十五刻。三之氣，始于二十六刻，終于一十二刻半。四之氣，始于一十二刻六分，終于水下百刻。五之氣，始于一刻，終于八十七刻半。六之氣，始于八十七刻六分，終于七十五刻。所謂六三，天之數也。丁卯歲，初之氣，天數始于七十六刻，終于六十二刻半。二之氣，始于六十二刻六分，終于五十刻。三之氣，始于五十一刻，終于三十七刻半。四之氣，始于三十七刻六分，終于二十五刻。五之氣，始于二十六刻，終于一十二刻半。六之氣，始于一十二刻六分，刻于水下百刻。所謂六四，天之數也。次戊辰歲，初之氣復始于一刻，常如是無已，周而復始。

帝曰：願聞其歲候何如？岐伯曰：悉乎哉問也！日行一周，天氣始于一刻。日行再周，天氣始于二十六刻。日行三周，天氣始于五十一刻。日行四周，天氣始于七十六刻。日行五周，天氣復始于一刻，所謂一紀也。是故寅午戌歲氣會同，卯未亥歲氣會同，辰申子歲氣會同，已酉丑歲氣會同，終而復始。

帝曰：願聞其用也。岐伯曰：言天者求之本，言地者求之位，言人者求之氣交。帝曰：何謂氣交？岐伯曰：上下之位，氣交之中，人之居也。故曰：天樞之上，天氣主之；天樞之下，地氣主之；氣交之分，人氣從之，萬物由之，此之謂也。

帝曰：何謂初中？岐伯曰：初凡三十度而有奇？中氣同法。帝曰：初中何也？岐伯曰：所以分天地也。帝曰：願卒聞之。岐伯曰：初者，地氣也；中者，天氣也。帝曰：其升降何如？岐伯曰：氣之升降，天地之更用也。帝曰：願聞其用何如？岐伯曰：升已而降，降者謂天；降已而升，升者謂地。天氣下降，氣流于地，地氣上升，氣騰于天。故高下相召，升降相因，而變作矣。

帝曰：善。寒濕相遘，燥熱相臨，風火相值，其有聞乎？岐伯曰：氣有勝復，勝復之作，有德有化，有用有變，變則邪氣居之。帝曰：何謂邪乎？岐伯曰：夫物之生，從于化，物之極，由乎變，變化之相薄，成敗之所由也。故氣有往復，用有遲速，四者之有，而化而變，風之來也。帝曰：遲速往復，風所由生，而化而變，故因盛衰之變耳。成敗倚伏遊乎中，何也？岐伯曰：成敗倚伏，生乎動，動而不已，則變作矣。帝曰：有期乎？岐伯曰：不生不化，靜之期也。帝曰：不生化乎？岐伯曰：出入廢，則神機化滅；升降息，則氣立孤危。故非出入，則無以生、長、壯、老、已；非升降，則無以生、長、化、收、藏。是以升降出入，無器不有。故器者，生化之宇，器散則分之，生化息矣。故無不出入，無不升降。化有小大，期有近遠。四者之有，而貴常守，反常則災害至矣。故曰：無形無患，此之謂也。帝曰：善。有不生不化乎？岐伯曰：悉乎哉問也！與道合同，惟眞人也。帝曰：善。

卷第二十

啟玄子次注林億孫奇高保衡等奉敕校正孫兆重改誤

氣交變大論　五常政大論

氣交變大論篇第六十九

新校正云：詳此論專明氣交之變，迺五運太過不及德化政令災變勝復為病之事

黃帝問曰：五運更治，上應天期，陰陽往復，寒暑迎隨，眞邪相薄，内外分離，六經波蕩，五氣傾移，太過不及，專勝兼并，願言其始，而有常名，可得聞乎？岐伯稽首再拜對曰：昭乎哉問也！是明道也。此上帝所貴，先師傳之，臣雖不敏，往聞其旨。帝曰：余聞得其人不教，是謂失道，傳非其人，慢泄天寶。余誠菲德，未足以受至道；然而衆子哀其不終，願夫子保于無窮，流于無極，余司其事，則而行之，柰何？岐伯曰：請遂言之也。上經曰：夫道者，上知天文，下知地理，中知人事，可以長久，此之謂也。帝曰：何謂也？岐伯曰：本氣位也。位天者，天文也。位地者，地理也。通于人氣之變化者，人事也。故太過者先天，不及者後天，所謂治化而人應之也。

帝曰：五運之化，太過何如？岐伯曰：歲木太過，風氣流行，脾土受邪。民病飧泄，食減體重，煩寃、腸鳴、

腹支滿，上應歲星。甚則忽忽善怒，眩冒巔疾，化氣不政，生氣獨治，雲物飛動，草木不寧，甚而摇落，反脇痛而吐甚，衝陽絶者，死不治，上應太白星。

歲火太過，炎暑流行，金肺受邪。民病瘧，少氣、欬喘、血溢、血泄、注下、嗌燥、耳聾、中熱、肩背熱，上應熒惑星。甚則胸中痛，脇支滿，脇痛、膺背肩胛間痛，兩臂内痛，身熱骨痛而為浸淫。收氣不行，長氣獨明，雨水霜寒，上應辰星。上臨少陰少陽，火燔焫，冰泉涸，物焦槁，病反譫妄狂越，欬喘息鳴，下甚，血溢泄不已，太淵絶者，死不治，上應熒惑星。

歲土太過，雨濕流行，腎水受邪。民病腹痛，清厥、意不樂、體重煩寃、上應鎮星。甚則肌肉痿，足痿不收行，善瘈，脚下痛、飲發中滿、食減、四支不舉。變生得位，藏氣伏化，氣獨治之，泉涌河衍，涸澤生魚，風雨大至，土崩潰，鱗見于陸，病腹滿溏泄，腸鳴，反下甚，而太谿絶者，死不治。上應歲星。

歲金太過，燥氣流行，肝木受邪。民病兩脇下，少腹痛，目赤痛，眦瘍、耳無所聞。肅殺而甚，則體重煩寃，胸痛引背，兩脇滿且痛引少腹，上應太白星。甚則喘欬逆氣，肩背痛；尻陰股膝髀腨䯒足皆病，上應熒惑星。收氣峻，生氣下，草木斂，蒼干凋隕，病反暴痛，胠脇不可反側，欬逆甚而血溢，太衝絶者，死不治。上應太白星。

歲水太過，寒氣流行，邪害心火。民病身熱煩心，躁悸、陰厥、上下中寒、譫妄心痛、寒氣早至，上應辰星。甚則腹大脛腫，喘欬寢汗出，憎風，大雨至，埃霧朦鬱，上應鎮星。上臨太陽，雨冰雪霜不時降，濕氣變物，病反腹滿腸鳴溏泄，食不化，渴而妄冒，神門絶者，死不治，上應熒惑辰星。

帝曰：善。其不及何如？岐伯曰：悉乎哉問也！歲木不及，燥迺大行，生氣失應，草木晚榮，肅殺而甚，則剛木辟著，悉萎蒼干，上應太白星。民病中清，胠脇痛，少腹痛，腸鳴、溏泄。涼雨時至，上應太白星，其谷蒼。上臨陽明，生氣失政，草木再榮，化氣迺急，上應太白鎮星，其主蒼早。復則炎暑流火，濕性燥，柔脆草木焦槀，下體再生，華實齊化，病寒熱瘡瘍疿胗癰痤，上應熒惑太白，其谷白堅。白露早降，收殺氣行，寒雨害物，蟲食甘黃，脾土受邪，赤氣後化，心氣晚治，上勝肺金，白氣迺屈，其谷不成，欬而鼽，上應熒惑太白星。

歲火不及，寒迺大行，長政不用，物榮而下。凝慘而甚，則陽氣不化，迺折榮美，上應辰星。民病胷中痛、脇支滿，兩脇痛，膺背肩胛間及兩臂內痛，鬱冒蒙昧，心痛暴瘖，胷復大，脇下與腰背相引而痛，甚則屈不能伸，髖髀如別，上應熒惑辰星，其谷丹。復則埃鬱，大雨且至，黑氣迺辱，病鶩溏腹滿食飲不下寒中，腸鳴泄注，腹痛暴攣痿痹，足不任身，上應鎮星辰星，玄谷不成。

歲土不及，風迺大行，化氣不令，草木茂榮。飄揚而甚，秀而不實，上應歲星。民病飱泄霍亂，體重腹痛，筋骨繇復，肌肉瞤痠，善怒，藏氣舉事，蟄蟲早附，咸病寒中，上應歲星鎮星，其谷黅。復則收政嚴峻，名木蒼凋，胷脇暴痛，下引少腹，善太息，蟲食甘黃，氣客于脾，黅谷迺減，民食少失味，蒼谷迺損，上應太白歲星。上臨厥陰，流水不冰，蟄蟲來見，藏氣不用，白迺不復，上應歲星，民迺康。

歲金不及，炎火迺行，生氣迺用，長氣專勝，庶物以茂，燥爍以行，上應熒惑星。民病肩背瞀重，鼽嚏、血便注下，收氣迺後，上應太白星，其谷堅芒。復則寒雨暴至迺零，冰雹霜雪殺物，陰厥且格，陽反上行，頭腦戶痛，延及囟頂，發熱，上應辰星，丹谷不成，民病口瘡，甚則心痛。

歲水不及，濕迺大行，長氣反用，其化迺速，暑雨數至，上應鎮星。民病腹滿，身重濡泄，寒瘍流水，腰股痛發，膕腨股膝不便，煩寃、足痿清厥，脚下痛，甚則胕腫，藏氣不政，腎氣不衡，上應辰星，其谷秬。上臨太陰，則大寒數舉，蟄蟲早藏，地積堅冰，陽光不治，民病寒疾于下，甚則腹滿浮腫，上應鎮星，其主黅谷。復則大風暴發，草偃木零，生長不鮮，面色時變，筋骨并辟，肉瞤瘛，目視䀮䀮，物疏璺，肌肉胗發，氣并鬲中，痛于心腹，黃氣迺損，其谷不登，上應歲星。

帝曰：善。願聞其時也。岐伯曰：悉哉問也！木不及，春有鳴條律暢之化，則秋有霧露清涼之政。春有慘淒殘賊之勝，則夏有炎暑燔爍之復。其眚東，其藏肝，其病内舍胠脇，外在關節。

火不及，夏有炳明光顯之化，則冬有嚴肅霜寒之政。夏有慘淒凝冽之勝，則不時有埃昏大雨之復。其眚南，其藏心，其病内舍膺脇，外在經絡。

土不及，四維有埃雲潤澤之化，則春有鳴條鼓拆之政。四維發振拉飄騰之變，則秋有肅殺霖霪之復。其眚四維，其藏脾，其病内舍心腹，外在肌肉四支。

金不及，夏有光顯鬱蒸之令，則冬有嚴凝整肅之應，夏有炎爍燔燎之變，則秋有冰雹霜雪之復。其眚西，其藏肺，其病内舍膺脇肩背，外在皮毛。

水不及，四維有湍潤埃雲之化，則不時有和風生發之應。四維發埃昏驟注之變，則不時有飄蕩振拉之復。

其眚北，其藏腎，其病内舍髃脊骨髓，外在谿谷踹膝。

夫五運之政，猶權衡也，高者抑之，下者舉之，化者應之，變者復之，此生長化成收藏之理，氣之常也，失常則天地四塞矣。故曰天地之動靜，神明為之紀，陰陽之往復，寒暑彰其兆，此之謂也。

帝曰：夫子之言五氣之變，四時之應，可謂悉矣，夫氣之動亂，觸遇而作，發無常會，卒然災合，何以期之？岐伯曰：夫氣之動變，固不常在，而德化政令災變，不同其候也。帝曰：何謂也？岐伯曰：東方生風，風生木，其德敷和，其化生榮，其政舒啓，其令風，其變振發，其災散落。南方生熱，熱生火，其德彰顯，其化蕃茂，其政明曜，其令熱，其變銷爍，其災燔焫。中央生濕，濕生土，其德溽蒸，其化豐備，其政安靜，其令濕，其變驟注，其災霖潰。西方生燥，燥生金，其德清潔，其化緊斂，其政勁切，其令燥，其變肅殺，其災蒼隕。北方生寒，寒生水，其德淒滄，其化清謐，其政凝肅，其令寒，其變凓冽，其災冰雪霜雹。是以察其動也，有德，有化、有政、有令、有變、有災，而物由之，而人應之也。

帝曰：夫子之言歲候不及，其太過而上應五星，今夫德化政令災眚變易非常而有也，卒然而動，其亦為之變乎？岐伯曰：承天而行之，故無妄動，無不應也。卒然而動者，氣之交變也，其不應焉。故曰應常不應卒，此之謂也。帝曰：其應柰何？岐伯曰：各從其氣化也。

帝曰：其行之徐疾逆順何如？岐伯曰：以道留久，逆守而小，是謂省下。以道而去，去而速來，曲而過之，是謂省遺過也。久留而環，或離或附，是謂議災，與其德也。應近則小，應遠則大。芒而大，倍常之一，其化甚，大常之二，其眚即也；小常之一，其化減；小常之二，是謂臨視，省下之過與其德也，德者福之，過者伐之。是以象之見也，高而遠則小，下而近則大，故大則喜怒邇，小則禍福遠。歲運太過，則運星北越。運氣相得，則各行以道。故歲運太過，畏星失色，而兼其母；不及則色兼其所不勝。肖者瞿瞿，莫知其妙，閔閔之當，孰者為良，妄行無徵，示畏侯王。

帝曰：其災應何如？岐伯曰：亦各從其化也，故時至有盛衰，淩犯有逆順，留守有多少，形見有善惡，宿屬有勝負，徵應有吉凶矣。帝曰：其善惡何謂也？岐伯曰：有喜有怒，有憂有喪，有澤有燥，此象之常也，必謹察之。帝曰：六者高下異乎？岐伯曰：象見高下，其應一也，故人亦應之。

帝曰：善。其德化政令之動靜損益皆何如？岐伯曰：夫德化政令災變，不能相加也；勝復盛衰，不能相多也；往來小大，不能相過也；用之升降，不能相無也；各從其動而復之耳。帝曰：其病生何如？岐伯曰：德化者，氣之祥；政令者，氣之章；變易者，復之紀；災眚者，傷之始；氣相勝者和，不相勝者病；重感于邪則甚也。

帝曰：善。所謂精光之論，大聖之業，宣明大道，通于無窮，究于無極也。余聞之善言天者，必應于人，善言古者，必驗于今，善言氣者，必彰于物，善言應者，同天地之化，善言化言變者，通神明之理，非夫子孰能言至道歟。迺擇良兆而藏之靈室，每旦讀之，命曰氣交變，非齋戒不敢發，慎傳也。

五常政大論篇第七十

新校正云：詳此篇統論五運有平氣不及太過之事次言地理有四方高下陰陽之異又言歲有不病而藏氣不應為天氣制之而氣有所從之說仍言六氣五類相制勝而歲有胎孕不育之理而後明在泉六化五味有薄厚之異而以治法終之此篇之大槩如此而專名五常政大論者舉其所先者言也

黃帝問曰：太虛寥廓，五運迴薄，盛衰不同，損益相從，願聞平氣，何如而名，何如而紀也？岐伯對曰：昭乎哉問也！木曰敷和，火曰升明，土曰備化，金曰審平，水曰靜順。帝曰：其不及柰何？岐伯曰：木曰委和，火曰伏明，土曰卑監，金曰從革，水曰涸流。帝曰：太過何謂？岐伯曰：木曰發生，火曰赫曦，土曰敦阜，金曰堅成，水曰流衍。

帝曰：三氣之紀，願聞其候。岐伯曰：悉乎哉問也！敷和之紀，木德周行，陽舒陰布，五化宣平。其氣端，其性隨，其用曲直，其化生榮，其類草木，其政發散，其候溫和，其令風，其藏肝，肝其畏清；其主目，其谷麻，其果李，其實核，其應春，其蟲毛，其畜犬，其色蒼；其養筋，其病裏急支滿，其味痠，其音角，其物中堅，其數八。

升明之紀，正陽而治，德施周普，五化均衡。其氣高，其性速，其用燔灼，其化蕃茂，其類火，其政明曜，其候炎暑，其令熱，其藏心，心其畏寒，其主舌，其谷麥，其果杏，其實絡，其應夏，其蟲羽，其畜馬，其色赤；其養血，其病瞤瘛，其味苦，其音徵，其物脈，其數七。

備化之紀，氣協天休，德流四政，五化齊脩。其氣平，其性順，其用高下，其化豐滿，其類土，其政安靜，其候溽蒸，其令濕，其藏脾，脾其畏風；其主口，其谷稷，其果棗，其實肉，其應長夏，其蟲倮，其畜牛，其色黃，其養肉，其病否，其味甘，其音宮，其物膚，其數五。

審平之紀，收而不爭，殺而無犯，五化宣明。其氣潔，其性剛，其用散落，其化堅斂，其類金，其政勁肅，其候清切，其令燥，其藏肺，肺其畏熱；其主鼻，其谷稻，其果桃，其實殼，其應秋，其蟲介，其畜雞，其色白；其養皮毛，其病欬，其味辛，其音商，其物外堅，其數九。

靜順之紀，藏而勿害，治而善下，五化咸整。其氣明，其性下，其用沃衍，其化凝堅，其類水，其政流演，其候凝肅，其令寒，其藏腎，腎其畏濕；其主二陰，其谷豆，其果栗，其實濡，其應冬，其蟲鱗，其畜彘，其色黑，其養骨髓，其病厥，其味咸，其音羽，其物濡，其數六。

故生而勿殺，長而勿罰，化而勿制，收而勿害，藏而勿抑，是謂平氣。

委和之紀，是謂勝生，生氣不政，化氣迺揚，長氣自平，收令迺早，涼雨時降，風雲并興，草木晚榮，蒼干凋落，物秀而實，膚肉内充。其氣斂，其用聚，其動緛戾拘緩，其發驚駭，其藏肝，其果棗李，其實核殼，其谷稷稻，其味痠辛，其色白蒼，其畜犬雞，其蟲毛介，其主霧露淒滄，其聲角商，其病搖動注恐，從金化也。少角與判商同，上角與正角同，上商與正商同。其病支廢癰腫瘡瘍，其甘蟲，邪傷肝也。上宮與正宮同。蕭飋肅殺，則炎赫沸騰，眚于三，所謂復也，其主飛蠹蛆雉。迺為雷霆。

伏明之紀，是為勝長。長氣不宣，藏氣反布，收氣自政，化令廼衡，寒清數舉，暑令廼薄，承化物生，生而不長，成實而稚，遇化已老，陽氣屈伏，蟄蟲早藏。其氣鬱，其用暴，其動彰伏變易，其發痛，其藏心，其果栗桃，其實絡濡，其谷豆稻，其味苦咸，其色玄丹，其畜馬彘，其蟲羽鱗，其主冰雪霜寒，其聲徵羽，其病昏惑悲忘。從水化也。少徵與少羽同，上商與正商同。邪傷心也。凝慘凓冽，則暴雨霖霪，眚于九，其主驟注，雷霆震驚，沈霒淫雨。

卑監之紀，是謂減化。化氣不令，生政獨彰，長氣整，雨廼愆，收氣平，風寒并興，草木榮美，秀而不實，成而秕也。其氣散，其用靜定，其動瘍涌，分潰癰腫，其發濡滯，其藏脾，其果李栗，其實濡核，其谷豆麻，其味痠甘，其色蒼黃，其畜牛犬，其蟲倮毛，其主飄怒振發，其聲宮角，其病留滿否塞，從木化也。少宮與少角同，上宮與正宮同，上角與正角同，其病飧泄，邪傷脾也。振拉飄揚，則蒼干散落，其眚四維，其主敗折，虎狼清氣廼用，生政廼辱。

從革之紀，是為折收。收氣廼後，生氣廼揚，長化合德，火政廼宣，庶類以蕃。其氣揚，其用躁切，其動鏗禁瞀厥，其發欬喘，其藏肺，其果李杏，其實殼絡，其谷麻麥，其味苦辛，其色白丹，其畜雞羊，其蟲介羽，其主明曜炎爍，其聲商徵，其病嚏欬鼽衄，從火化也。少商與少徵同，上商與正商同，上角與正角同，邪傷肺也。炎光赫烈，則冰雪霜雹，眚于七，其主鱗伏彘鼠，歲氣早至，廼生大寒。

涸流之紀，是為反陽，藏令不舉，化氣廼昌，長氣宣布，蟄蟲不藏，土潤水泉減，草木條茂，榮秀滿盛。

其氣滯，其用滲泄，其動堅止，其發燥槀，其藏腎，其果棗杏，其實濡肉，其谷黍稷，其味甘鹹，其色黅玄，其畜彘牛，其蟲鱗倮，其主埃鬱昏翳，其聲羽宫，其病痿厥堅下，從土化也。少羽與少宫同，上宫與正宫同，其病癃悶，邪傷腎也。埃昏驟雨，則振拉摧拔，眚于一，其主毛濕狐貉，變化不藏。

故乘危而行，不速而至，暴瘧無德，災反及之，微者復微，甚者復甚，氣之常也。

發生之紀，是為啓敕。土疎泄，蒼氣達，陽和布化，陰氣迺隨，生氣淳化，萬物以榮。其化生，其氣美，其政散，其令條舒，其動掉眩巔疾，其德鳴靡啓坼，其變振拉摧拔，其谷麻稻，其畜雞犬，其果李桃，其色青黄白，其味痠甘辛，其象春，其經足厥陰少陽，其藏肝脾，其蟲毛介，其物中堅外堅，其病怒。太角與上商同。上徵則其氣逆，其病吐利。不務其德，則收氣復，秋氣勁切，甚則肅殺，清氣大至，草木凋零，邪迺傷肝。

赫曦之紀，是謂蕃茂。陰氣内化，陽氣外榮，炎暑施化，物得以昌。其化長，其氣高，其政動，其令鳴顯，其動炎灼妄擾，其德暄暑鬱蒸，其變炎烈沸騰，其谷麥豆，其畜羊彘，其果杏栗，其色赤白玄，其味苦辛鹹，其象夏，其經手少陰太陽，手厥陰少陽，其藏心肺，其蟲羽鱗，其物脈濡，其病笑瘧瘡瘍血流狂妄目赤。上羽與正徵同。其收齊，其病痓，上徵而收氣後也。暴烈其政，藏氣迺復，時見凝慘，甚則雨水，霜雹、切寒、邪傷心也。

敦阜之紀，是謂廣化。厚德清靜，順長以盈，至陰内實，物化充成。煙埃朦鬱，見于厚土，大雨時行，濕氣迺用，燥政迺辟。其化圓，其氣豐，其政靜，其令周備，其動濡積并稸，其德柔潤重淖，其變震驚，飄驟崩潰，其谷稷麻，其畜牛犬，其果棗李，其色黅玄蒼，其味甘鹹痠，其象長夏，其經足太陰陽明，其藏脾腎，其蟲倮毛，其物肌核，其病腹滿，四支不舉，大風迅至，邪傷脾也。

堅成之紀，是謂收引。天氣潔，地氣明，陽氣隨，陰治化，燥行其政，物以司成，收氣繁布，化洽不終。其化成，其氣削，其政肅，其令鋭切，其動暴折瘍疰，其德霧露蕭飋，其變肅殺凋零，其谷稻黍，其畜雞馬，其果桃杏，其色白青丹，其味辛痠苦，其象秋，其經手太陰陽明，其藏肺肝，其蟲介羽，其物殼絡，其病喘喝，胷憑仰息。上徵與正商同。其生齊，其病欬。政暴變，則名木不榮，柔脆焦首，長氣斯救，大火流炎，爍且至，蔓將槁，邪傷肺也。

流衍之紀，是謂封藏。寒司物化，天地嚴凝，藏政以布，長令不揚。其化凜，其氣堅，其政謐，其令流注，其動漂泄沃涌，其德凝慘寒雰，其變冰雪霜雹，其谷豆稷，其畜彘牛，其果栗棗，其色黑丹黅，其味鹹苦甘，其象冬，其經足少陰太陽，其藏腎心，其蟲鱗倮，其物濡滿，其病脹。上羽而長氣不化也。政過則化氣大舉，而埃昏氣交，大雨時降，邪傷腎也。

故曰：不恒其德，則所勝來復；政恒其理，則所勝同化，此之謂也。

帝曰：天不足西北，左寒而右涼；地不滿東南，右熱而左温，其故何也？岐伯曰：陰陽之氣，高下之理，太少之異也。東南方，陽也，陽者，其精降于下，故右熱而左温。西北方，陰也。陰者，其精奉于上，故左寒而右涼。是以地有高下，氣有温涼。高者氣寒，下者氣熱，故適寒涼者脹之，温熱者瘡，下之則脹已，汗之則瘡已，此腠理開閉之常，太少之異耳。

帝曰：其于壽夭，何如？岐伯曰：陰精所奉其人壽；陽精所降其人夭。帝曰：善。其病也，治之柰何？岐伯曰：西北之氣，散而寒之，東南之氣，收而温之，所謂同病異治也。故曰氣寒氣涼，治以寒涼，行水漬之；氣温氣熱，治以温熱，強其内守，必同其氣，可使平也，假者反之。

帝曰：善。一州之氣，生化壽夭不同，其故何也？岐伯曰：高下之理，地勢使然也。崇高則陰氣治之，汚下則陽氣治之，陽勝者先天，陰勝者後天，此地理之常，生化之道也。帝曰：其有壽夭乎？岐伯曰：高者其氣壽，下者其氣夭，地之小大異也。小者小異，大者大異，故治病者，必明天道地理，陰陽更勝，氣之先後，人之壽夭，生化之期，迺可以知人之形氣矣。

帝曰：善。其歲有不病，而藏氣不應不用者，何也？岐伯曰：天氣制之，氣有所從也。帝曰：願卒聞之。岐伯曰：少陽司天，火氣下臨，肺氣上從，白，起金用，草木眚，火見燔焫，革金且耗，大暑以行，欬嚏、鼽衄，鼻窒曰瘍，寒熱胕腫。風行于地，塵沙飛揚，心痛胃脘痛，厥逆鬲不通，其主暴速。

陽明司天，燥氣下臨，肝氣上從，蒼起木用而立，土迺眚，淒滄數至，木伐草萎，脇痛目赤，掉振鼓慄，筋痿不能久立。暴熱至土迺暑，陽氣鬱發，小便變，寒熱如瘧，甚則心痛；火行于槀，流水不冰，蟄蟲迺見。

太陽司天，寒氣下臨，心氣上從，而火且明。丹起金迺眚，寒清時舉，勝則水冰，火氣高明，心熱煩，嗌干、善渴、鼽嚏、喜悲數欠，熱氣妄行，寒迺復，霜不時降，善忘，甚則心痛。土迺潤，水豐衍，寒客至，沈陰化，濕氣變物，水飲内稸，中滿不食，皮𤸷肉苛，筋脈不利，甚則胕腫，身後𤻣。

厥陰司天，風氣下臨，脾氣上從，而土且隆，黄起，水廼眚，土用革。體重，肌肉萎，食減口爽，風行太虚，雲物摇動，目轉耳鳴。火縱其暴，地廼暑，大熱消爍，赤沃下，蟄蟲數見，流水不冰，其發機速。

少陰司天，熱氣下臨，肺氣上從，白起，金用，草木眚。喘嘔、寒熱、嚏鼽、衄、鼻窒、大暑流行，甚則瘡瘍燔灼，金爍石流。地廼燥清，淒滄數至，脇痛、善太息，肅殺行，草木變。

太陰司天，濕氣下臨，腎氣上從，黑起水變，埃冒雲雨，胷中不利，陰痿氣大衰，而不起不用，當其時，反腰脽痛，動轉不便也，厥逆。地廼藏陰，大寒且至，蟄蟲早附，心下否痛，地裂冰堅，少腹痛，時害于食，乘金則止水增，味廼鹹，行水減也。

帝曰：歲有胎孕不育，治之不全，何氣使然？岐伯曰：六氣五類，有相勝制也，同者盛之，異者衰之，此天地之道，生化之常也。故厥陰司天，毛蟲静，羽蟲育，介蟲不成；在泉，毛蟲育，倮蟲耗，羽蟲不育。少陰司天，羽蟲静，介蟲育，毛蟲不成；在泉，羽蟲育，介蟲耗不育。太陰司天，倮蟲静，鱗蟲育，羽蟲不成；在泉，倮蟲育，鱗蟲不成。少陽司天，羽蟲静，毛蟲育，倮蟲不成；在泉，羽蟲育，介蟲耗，毛蟲不育。陽明司天，介蟲静，羽蟲育，介蟲不成；在泉，介蟲育，毛蟲耗，羽蟲不成。太陽司天，鱗蟲静，倮蟲育；在泉，鱗蟲耗，倮蟲不育。諸乘所不成之運，則甚也。故氣主有所制，歲立有所生，地氣制己勝，天氣制勝己，天制色，地制形，五類衰盛，各隨其氣之所宜也。故有胎孕不育，治之不全，此氣之常也。所謂中根也，根于外者亦五，故生化之別，有五氣，五味，五色，五類，五宜也。帝曰：何謂也？岐伯曰：根于中者，命曰神機，神去則機息；根于外者，命曰氣立，氣止則化絕。故各有制，各有勝，各有生，各有成，故曰不知年之所加，氣之同異，不足以言生化，此之謂也。

帝曰：氣始而生化，氣散而有形，氣布而蕃育，氣終而象變，其致一也。然而五味所資，生化有薄厚，成熟有少多，終始不同，其故何也？岐伯曰：地氣制之也，非天不生，地不長也。帝曰：願聞其道。岐伯曰：寒熱燥濕不同其化也，故少陽在泉，寒毒不生，其味辛，其治苦痠，其谷蒼丹。陽明在泉，濕毒不生，其味痠，其氣濕，其治辛苦甘，其谷丹素。太陽在泉，熱毒不生，其味苦，其治淡鹹，其谷黅秬。厥陰在泉，清毒不生，其味甘，其治痠苦，其谷蒼赤，其氣專，其味正。少陰在泉，寒毒不生，其味辛，其治辛苦甘，其谷白丹。太陰在泉，燥毒不生，其味鹹，其氣熱，其治甘鹹，其谷黅秬。化淳則鹹守，氣專則辛化而俱治。故曰：補上下者從之，治上下者逆之，以所在寒熱盛衰而調之。故曰：上取下取，内取外取，以求其過；能毒者以厚藥，不勝毒者以薄藥，此之謂也。氣反者，病在上，取之下；病在下，取之上；病在中，傍取之。治熱以寒，温而行之；治寒以熱，涼而行之；治温以清，冷而行之；治清以温，熱而行之。故消之削之，吐之下之，補之寫之，久新同法。

帝曰：病在中而不實不堅，且聚且散，柰何？岐伯曰：悉乎哉問也！無積者求其藏，虛則補之，藥以祛之，食以隨之，行水漬之，和其中外，可使畢已。

帝曰：有毒無毒，服有約乎？岐伯曰：病有久新，方有大小，有毒無毒，固宜常制矣。大毒治病，十去其六，常毒治病，十去其七，小毒治病，十去其八，無毒治病，十去其九。谷肉果菜，食養盡之，無使過之，傷其正也。不盡，行復如法，必先歲氣，無伐天和，無盛盛，無虚虚，而遺人天殃，無致邪，無失正，絶人長命。

帝曰：其久病者，有氣從不康，病去而瘠柰何？岐伯曰：昭乎哉！聖人之問也，化不可代，時不可違。夫經絡以通，血氣以從，復其不足，與衆齊同，養之和之，靜以待時，謹守其氣，無使傾移，其形迺彰，生氣以長，命曰聖王。故大要曰無代化，無違時，必養必和，待其來復，此之謂也。帝曰：善。

卷第二十一

啟玄子次注林億孫奇高保衡等奉敕校正孫兆重改誤

六元正紀大論篇第七十一　刺法論篇第七十二亡

本病論篇第七十三亡　新校正云：詳此二篇亡在王注之前按《病能論》篇末王冰注云世本既闕第七十二篇謂此二篇也而今世有素問亡篇及昭明隱旨論以謂此三篇仍託名王冰為注辭理鄙陋无足取者舊本此篇名在六元正紀篇後列之為後人移于此若以尚書亡篇之名皆在前篇之末則舊本為得

六元正紀大論篇第七十一

黃帝問曰：六化六變，勝復淫治，甘苦辛咸痠淡先後，余知之矣。夫五運之化，或從五氣，或逆天氣，或從天氣而逆地氣，或從地氣而逆天氣，或相得，或不相得，余未能明其事，欲通天之紀，從地之理，和其運，調其化，使上下合德，無相奪倫，天地升降，不失其宜，五運宣行，勿乖其政，調之正味，從逆柰何？

岐伯稽首再拜對曰：昭乎哉問也！此天地之綱紀，變化之淵源，非聖帝孰能窮其至理歟！臣雖不敏，請陳其道，令終不滅，久而不易。

帝曰：願夫子推而次之，從其類序，分其部主，別其宗司，昭其氣數，明其正化，可得聞乎？

岐伯曰：先立其年，以明其氣，金木水火土，運行之數；寒暑燥濕風火，臨禦之化，則天道可見，民氣可調，陰陽卷舒，近而無惑，數之可數者，請遂言之。

帝曰：太陽之政柰何？

岐伯曰：辰戌之紀也。

太陽、太角、太陰、壬辰、壬戌，其運風，其化鳴紊啓拆，其變振拉摧拔，其病眩掉目瞑。太角（初正）、少徵、太宮、少商、太羽（終）。

太陽、太徵、太陰、戊辰、戊戌同正徵，其運熱，其化暄暑鬱燠，其變炎烈沸騰，其病熱鬱。太徵、少宮、太商、少羽（終）、少角（初）。

太陽、太宮、太陰、甲辰歲會（同天符）、甲戌歲會（同天符），其運陰埃，其化柔潤重澤，其變震驚飄驟，其病濕下重。太宮、少商、太羽（終）、太角（初），少徵。

太陽、太商、太陰、庚辰、庚戌，其運涼，其化霧露蕭飋，其變肅殺凋零，其病燥，背瞀胷滿。太商、少羽（終）、少角（初）、太徵、少宮。

太陽、太羽、太陰、丙辰天符、丙戌天符，其運寒，其化凝慘凓冽，其變冰雪霜雹，其病大寒留于谿谷。太羽（終）、太角（初）、少徵、太宮、少商。

凡此太陽司天之政，氣化運行先天，天氣肅、地氣靜。寒臨太虛，陽氣不令，水土合德，上應辰星鎮星。其谷玄黅，其政肅，其令徐。寒政大舉，澤無陽燄，則火發待時。少陽中治，時雨迺涯。止極雨散，還于太陰，雲朝北極，濕化迺布，澤流萬物。寒敷于上，雷動于下，寒濕之氣，持于氣交，民病寒濕發，肌肉痿，足痿不收，濡寫血溢。初之氣，地氣遷，氣迺大温，草迺早榮，民迺厲，温病迺作，身熱、頭痛、嘔吐、肌腠瘡瘍。二之氣，大涼反至，民迺慘，草迺遇寒，火氣遂抑，民病氣鬱中滿，寒迺始。三之氣，天政布，寒氣行，雨迺降，民病寒，反熱中，癰疽注下，心熱瞀悶，不治者死。四之氣，風濕交爭，風化為雨，迺長、迺化、迺成，民病大熱少氣，肌肉萎、足痿、注下赤白。五之氣，陽復化，草迺長，迺化、迺成，民迺舒。終之氣，地氣正，濕令行。陰凝太虛，埃昏郊野，民迺慘悽，寒風以至，反者孕迺死。故歲宜苦以燥之温之，必折其鬱氣，先資其化源，抑其運氣，扶其不勝，無使暴過而生其疾。食歲谷以全其眞，避虛邪以安其正，適氣同異，多少制之。同寒濕者燥熱化，異寒濕者燥濕化，故同者多之，異者少之，用寒遠寒，用涼遠涼，用温遠温，用熱遠熱，食宜同法，有假者反常，反是者病，所謂時也。

帝曰：善。陽明之政柰何？岐伯曰：卯酉之紀也。

陽明、少角、少陰，清熱勝復同，同正商，丁卯（歲會）、丁酉，其運風，清熱。少角（初正）、太徵、少宮、太商、少羽（終）。

陽明、少徵、少陰、寒雨勝復同，同正商，癸卯（同歲會）、癸酉（同歲會），其運熱，寒雨。少徵、太宮、少商、太羽（終）、太角（初）。

陽明、少宮、少陰，風涼勝復同，己卯、己酉，其運雨風涼。少宮、太商、少羽（終）、少角（初）、太徵。

陽明、少商、少陰，熱寒勝復同，同正商，乙卯天符、乙酉歲會，太一天符，其運涼，熱寒。少商、太羽（終）、太角（初）、少徵、太宮。

陽明、少羽、少陰，雨風勝復同，辛卯少宮同，辛酉、辛卯、其運寒，雨風。少羽（終）、少角（初）、太徵、太宮、太商。

凡此陽明司天之政，氣化運行後天。天氣急，地氣明，陽專其令，炎暑大行，物燥以堅，淳風迺治。風燥橫運，流于氣交，多陽少陰，雲趨雨府，濕化迺敷，燥極而澤。其谷白丹，間谷命太者。其耗白甲品羽。金火合德，上應太白熒惑。其政切，其令暴，蟄蟲迺見，流水不冰。民病欬、嗌塞，寒熱發暴，振慄癃悶，清先而勁，毛蟲迺死，熱後而暴，介蟲迺殃。其發躁，勝復之作，擾而大亂，清熱之氣，持于氣交。初之氣，地氣遷，陰始凝，氣始肅，水迺冰，寒雨化。其病中熱脹、面目浮腫、善眠、鼽衄、嚏欠、嘔、小便黃赤、甚則淋。二之氣，陽迺布，民迺舒，物迺生榮。厲大至，民善暴死。三之氣，天政布，涼迺行，燥熱交合，燥極而澤，民病寒熱。四之氣，寒雨降，病暴仆、振慄譫妄，少氣嗌干，引飲，及為心痛，癰腫瘡瘍，瘧寒之疾，骨痿血便。五之氣，春令反行，草迺生榮，民氣和。終之氣，陽氣布，候反温，蟄蟲來見，流水不冰。民迺康平，其病温。故食歲谷以安其氣，食間谷以去其邪，歲宜以咸，以苦，以辛、汗之、清之、散之。安其運氣，無使受邪，折其鬱氣，資其化源。以寒熱輕重少多其制，同熱者多天化，同清者多地化，用涼遠涼，用熱遠熱，用寒遠寒，用温遠温，食宜同法。有假者反之，此其道也，反是者亂天地之經，擾陰陽之紀也。

帝曰：善。少陽之政奈何？

岐伯曰：寅申之紀也。

少陽、太角、厥陰、壬寅（同天符）、壬申（同天符），其運風鼓，其化鳴紊啓坼，其變振拉摧拔，其病掉眩、支脇、驚駭。太角（初正）、少徵、太宮、少商、太羽（終）。

少陽、太徵、厥陰、戊寅天符、戊申天符，其運暑，其化暄囂鬱燠，其變炎烈沸騰。其病上、熱鬱、血溢、血泄、心痛。太徵、少宮、太商、少羽（終）、少角（初）。

少陽、太宮、厥陰、甲寅、甲申，其運陰雨，其化柔潤重澤，其變震驚飄驟。其病體重，胕腫、痞飲。太宮、少商、太羽（終）、太角（初）、少徵。

少陽、太商、厥陰、庚寅、庚申同正商，其運涼，其化霧露清切，其變肅殺凋零。其病肩背胷中。太商、少羽（終）、少角（初）、太徵、少宮。

少陽、太羽、厥陰、丙寅、丙申，其運寒肅，其化凝慘凓冽，其變冰雪霜雹，其病寒，浮腫。太羽（終）、太角（初）、少徵、太宮、少商。

凡此少陽司天之政，氣化運行先天。天氣正，地氣擾，風迺暴舉，木偃沙飛，炎火迺流，陰行陽化，雨迺時應，火木同德，上應熒惑歲星。其谷丹蒼，其政嚴，其令擾。故風熱參布，雲物沸騰。太陰橫流，寒迺時至，涼雨并起。民病寒中，外發瘡瘍，内為泄滿，故聖人遇之，和而不爭。往復之作，民病寒熱，瘧泄、聾瞑、嘔吐、上怫、腫色變。初之氣，地氣遷，風勝迺搖，寒迺去，候迺大温，草木早榮。寒來不殺，温病迺起，其病氣怫于上，血溢目赤，欬逆頭痛、血崩、脇滿、膚腠中瘡。二之氣，火反鬱，白埃四起，雲趨雨府，風不勝濕，雨迺零，民迺康。其病熱鬱于上，欬逆嘔吐，瘡發于中，胷嗌不利，頭痛身熱，昏憒膿瘡。三之氣，天政布，炎暑至，少陽臨上，雨迺涯。民病熱中，聾瞑、血溢、膿瘡、欬、嘔、鼽、衄、渴、嚏欠、喉痺、目赤，善暴死。四之氣，凉迺至，炎暑間化，白露降。民氣和平，其病滿，身重。五之氣，陽迺去，寒迺來，雨迺降，氣門迺閉，剛木早凋。民避寒邪，君子周密。終之氣，地氣正，風迺至，萬物反生，霿霧以行，其病關閉不禁，心痛，陽氣不藏而欬。抑其運氣，賛所不勝。必折其鬱氣，先取化源，暴過不生，苛疾不起，故歲宜咸辛宜痠，滲之泄之，漬之發之，觀氣寒温以調其過。同風熱者多寒化，異風熱者少寒化，用熱遠熱，用温遠温，用寒遠寒，用涼遠涼，食宜同法，此其道也。有假者反之，反是者病之階也。

帝曰：善。太陰之政柰何？岐伯曰：丑未之紀也。

太陰、少角、太陽，清熱勝復同，同正宮，丁丑、丁未，其運風、清熱。少角（初正）、太徵、少宮、太商、少羽（終）。

太陰、少徵、太陽，寒雨勝復同，癸丑、癸未，其運熱、寒雨。少徵、太宮、少商、太羽（終）、太角。

太陰、少宮、太陽，風清勝復同，同正宮，己丑太一天符、己未太一天符，其運雨、風清。少宮、太商、少羽（終）、少角（初）、太徵。

太陰、少商、太陽，熱寒勝復同，乙丑、乙未，其運涼、熱寒。少商、太羽（終）、太角（初）、少徵、太宫。太陰、少羽、太陽，雨風勝復同，同正宫，辛丑（同歲會），辛未（同歲會），其運寒、雨風。少羽（終）、少角（初）、太徵、少宫、太商。

凡此太陰司天之政，氣化運行後天。陰專其政，陽氣退辟，大風時起，天氣下降，地氣上騰，原野昏霿，白埃四起，雲奔南極，寒雨數至，物成于差夏。民病寒濕，腹滿，身䐜憤胕腫，痞逆，寒厥拘急。濕寒合德，黄黑埃昏，流行氣交，上應鎮星辰星。其政肅，其令寂，其谷黅玄。故陰凝于上，寒積于下，寒水勝火則為冰雹；陽光不治，殺氣廼行。故有余宜高，不及宜下，有余宜晚，不及宜早。土之利氣之化也。民氣亦從之，間谷命其太也。初之氣，地氣遷，寒廼去，春氣正，風廼來，生布萬物以榮，民氣條舒，風濕相薄，雨廼後。民病血溢，筋絡拘強，關節不利，身重筋痿。二之氣，大火正，物承化，民廼和。其病温厲大行，遠近咸若，濕蒸相薄，雨廼時降。三之氣，天政布，濕氣降，地氣騰，雨廼時降，寒廼隨之，感于寒濕，則民病身重、胕腫、胷腹滿。四之氣，畏火臨，溽蒸化，地氣騰，天氣否隔，寒風曉暮，蒸熱相薄，草木凝煙，濕化不流，則白露陰布，以成秋令。民病腠理熱，血暴溢、瘧，心腹滿熱、臚脹，甚則胕腫。五之氣，慘令已行，寒露下，霜廼早降，草木黄落，寒氣及體，君子周密，民病皮腠。終之氣，寒大舉，濕大化，霜廼積，陰廼凝，水堅冰，陽光不治。感于寒，則病人關節禁固，腰脽痛，寒濕推于氣交而為疾也。必折其鬱氣，而取化源，益其歲氣，無使邪勝。食歲谷以全其眞，食間谷以保其精。故歲宜以苦燥之温之。甚者發之泄之，不發不泄，則濕氣外溢，肉潰皮拆，而水血交流。必贊其陽火，令禦甚寒，從氣異同，少多其判也。同寒者以熱化，同濕者以燥化；異者少之，同者多之。用涼遠涼，用寒遠寒，用溫遠溫，用熱遠熱，食宜同法。假者反之，此其道也。反是者病也。

帝曰：善。少陰之政奈何？岐伯曰：子午之紀也。

少陰、太角、陽明、壬子、壬午，其運風鼓，其化鳴紊啓拆，其變振拉摧拔，其病支滿。太角（初正），少徵、太宮、少商、太羽（終）。

少陰、太徵、陽明、戊子天符，戊午太一天符，其運炎暑，其化暄曜鬱燠，其變炎烈沸騰，其病上熱，血溢。太徵、少宮、太商、少羽（終）、少角（初）。

少陰、太宮、陽明、甲子、甲午，其運陰雨，其化柔潤時雨。其變震驚飄驟，其病中滿身重。太宮、少商、太羽（終）、太角（初）、少徵。

少陰、太商、陽明、庚子（同天符）、庚午（同天符）、同正商，其運涼勁，其化霧露蕭飋，其變肅殺凋零。其病下清。太商、少羽（終）、少角（初）、太徵、少宮。

少陰、太羽、陽明、丙子歲會、丙午，其運寒、其化凝慘凓冽，其變冰雪霜雹，其病寒下。太羽（終）、太角（初）、少徵、太宮、少商。

凡此少陰司天之政，氣化運行先天，地氣肅，天氣明，寒交暑，熱加燥，雲馳雨府，濕化迺行，時雨迺降。金火合德，上應熒惑，太白。其政明，其令切，其谷丹白。水火寒熱持于氣交，而為病始也。熱病生于上，清病生于下，寒熱凌犯而爭于中，民病欬喘，血溢血泄，鼽嚏目赤，眥瘍，寒厥入胃，心痛、腰痛、腹大、嗌干、腫上。初之氣，地氣遷，燥將去，寒迺始，蟄復藏水迺冰，霜復降，風迺至，陽氣鬱。民反周密，關節禁固，腰脽痛，炎暑將起，中外瘡瘍。二之氣，陽氣布，風迺行，春氣以正，萬物應榮，寒氣時至，民迺和。其病淋，目瞑目赤，氣鬱于上而熱。三之氣，天政布，大火行，庶類蕃鮮，寒氣時至。民病氣厥心痛，寒熱更作，欬喘目赤。四之氣，溽暑至，大雨時行，寒熱互至。民病寒熱，嗌干、黃癉、鼽衄、飲發。五之氣，畏火臨，暑反至，陽迺化，萬物迺生，迺長榮，民迺康。其病溫。終之氣，燥令行，余火內格，腫于上，欬喘，甚則血溢。寒氣數舉，則霿霧翳。病生皮腠，內舍于脇，下連少腹而作寒中，地將易也。必抑其運氣，資其歲勝，折其鬱發，先取化源，無使暴過而生其病也。食歲谷以全眞氣，食間谷以辟虛邪，歲宜咸以耎之，而調其上，甚則以苦發之；以痠收之，而安其下，甚則以苦泄之。適氣同異而多少之，同天氣者以寒清化；同地氣者以溫熱化。用熱遠熱，用涼遠涼，用溫遠溫，用寒遠寒，食宜同法。有假則反，此其道也，反是者病作矣。

帝曰：善。厥陰之政柰何？岐伯曰：己亥之紀也。

厥陰、少角、少陽，清熱勝復同，同正角，丁巳天符、丁亥天符，其運風、清熱。少角（初正）、太徵、少宮、太商、少羽（終）。

厥陰、少徵、少陽，寒雨勝復同，癸巳（同歲會）、癸亥（同歲會），其運熱、寒雨。少徵、太宮、少商、太羽（終）、太角（初）。

厥陰、少宮、少陽，風清勝復同，同正角，己巳，己亥，其運雨、風清。少宮、太商、少羽(終)、少角(初)、太徵。

厥陰、少商、少陽，熱寒勝復同，同正角，乙巳，乙亥，其運涼、熱寒。少商、太羽(終)、太角(初)、少徵、太宮。

厥陰、少羽、少陽，雨風勝復同，辛巳、辛亥，其運寒、雨風。少羽(終)、少角(初)，太徵、少宮、太商。

凡此厥陰司天之政，氣化運行後天，諸同正歲，氣化運行同天，天氣擾，地氣正，風生高遠，炎熱從之，雲趨雨府，濕化迺行，風火同德，上應歲星，熒惑。其政撓，其令速，其谷蒼丹，間谷言太者。其耗文角品羽。風燥火熱，勝復更作，蟄蟲來見，流水不冰，熱病行于下，風病行于上，風燥勝復，形于中。初之氣，寒始肅，殺氣方至，民病寒于右之下。二之氣，寒不去，華雪水冰，殺氣施化，霜迺降，名草上焦，寒雨數至。陽復化，民病熱于中。三之氣，天政布，風迺時舉。民病泣出，耳鳴掉眩。四之氣，溽暑濕熱相薄，爭于左之上。民病黃癉而為胕腫。五之氣，燥濕更勝，沈陰迺布，寒氣及體，風雨迺行。終之氣，畏火司令，陽迺大化，蟄蟲出見，流水不冰，地氣大發，草迺生，人迺舒。其病温厲。必折其鬱氣，資其化源，贊其運氣，無使邪勝。歲宜以辛調上，以鹹調下，畏火之氣，無妄犯之。用温遠温，用熱遠熱，用涼遠涼，用寒遠寒，食宜同法。有假反常，此之道也。反是者病。

帝曰：善。夫子言可謂悉矣，然何以明其應乎？岐伯曰：昭乎哉問也！夫六氣者，行有次，止有位，故常以正月朔日平旦視之，覩其位而知其所在矣。運有余其至先，運不及其至後，此天之道，氣之常也。運非有余，非不足，是謂正歲，其至當其時也。帝曰：勝復之氣，其常在也，災眚時至，候也柰何？岐伯曰：非氣化者，是謂災也。

帝曰：天地之數，終始柰何？岐伯曰：悉乎哉問也！是明道也。數之始起于上，而終于下，歲半之前，天氣主之，歲半之後，地氣主之，上下交互，氣交主之，歲紀畢矣。故曰位明，氣月可知乎，所謂氣也。帝曰：余司其事，則而行之，不合其數何也？岐伯曰：氣用有多少，化洽有盛衰，衰盛多少，同其化也。帝曰：願聞同化何如？岐伯曰：風温春化同，熱曛昏火夏化同，勝與復同，燥清煙露秋化同，雲雨昏冥埃長夏化同，寒氣霜雪冰冬化同，此天地五運六氣之化，更用盛衰之常也。

帝曰：五運行同天化者命曰天符，余知之矣。願聞同地化者何謂也？岐伯曰：太過而同天化者三，不及而同天化者亦三；太過而同地化者三，不及而同地化者亦三。此凡二十四歲也。帝曰：願聞其所謂也？岐伯曰：甲辰甲戌太宫下加太陰，壬寅壬申太角下加厥陰，庚子庚午太商下加陽明，如是者三。癸巳癸亥少徵下加少陽，辛丑辛未少羽下加太陽，癸卯癸酉少徵下加少陰，如是者三。戊子戊午太徵上臨少陰，戊寅戊申太徵上臨少陽，丙辰丙戌太羽上臨太陽，如是者三。丁巳丁亥少角上臨厥陰，乙卯乙酉少商上臨陽明，己丑己未少宫上臨太陰，如是者三。除此二十四歲，則不加不臨也。帝曰：加者何謂？岐伯曰：太過而加同天符，不及而加同歲會也。帝曰：臨者何謂？岐伯曰：太過不及，皆曰天符，而變行有多少，病形有微甚，生死有早晏耳！

帝曰：夫子言用寒遠寒，用熱遠熱，余未知其然也，願聞何謂遠。岐伯曰：熱無犯熱，寒無犯寒，從者和，逆者病，不可不敬畏而遠之，所謂時興六位也。帝曰：温涼何如？岐伯曰：司氣以熱，用熱無犯，司氣以寒，用寒無犯，司氣以涼，用涼無犯，司氣以温，用温無犯。間氣同其主無犯，異其主則小犯之，是謂四畏，必謹察之。

帝曰：善。其犯者何如？岐伯曰：天氣反時，則可依則，及勝其主則可犯，以平為期，而不可過，是謂邪氣反勝者。故曰：無失天信，無逆氣宜，無翼其勝，無贊其復，是謂至治。

帝曰：善。五運氣行主歲之紀，其有常數乎？岐伯曰：臣請次之。

甲子、甲午歲，上少陰火，中太宫土運，下陽明金。熱化二，雨化五，燥化四，所謂正化日也。其化上咸寒，中苦熱，下痠熱，所謂藥食宜也。

乙丑、乙未歲，上太陰土，中少商金運，下太陽水。熱化寒化勝復同，所謂邪氣化日也，災七宫。濕化五，清化四，寒化六，所謂正化日也。其化上苦熱，中痠和，下甘熱，所謂藥食宜也。

丙寅、丙申歲，上少陽相火，中太羽水運，下厥陰木，火化二，寒化六，風化三，所謂正化日也，其化上咸寒，中咸温，下辛温，所謂藥食宜也。

丁卯、丁酉歲，上陽明金，中少角木運，下少陰火。清化熱化勝復同，所謂邪氣化日也，災三宫，燥化九，風化三，熱化七，所謂正化日也。其化上苦，小温，中辛和，下咸寒，所謂藥食宜也。

戊辰、戊戌歲，上太陽水，中太徵火運，下太陰土，寒化六，熱化七，濕化五，所謂正化日也。其化上苦温，中甘和，下甘温，所謂藥食宜也。

己巳、己亥歲，上厥陰木，中少宫土運，下少陽相火，風化清化勝復同，所謂邪氣化日也，災五宫，風化三，濕化五，火化七，所謂正化日也。其化上辛涼，中甘和，下鹹寒，所謂藥食宜也。

庚午、庚子歲，上少陰火，中太商金運，下陽明金，熱化七，清化九，燥化九，所謂正化日也。其化上鹹寒，中辛温，下痠温，所謂藥食宜也。

辛未、辛丑歲，上太陰土，中少羽水運，下太陽水，雨化風化勝復同，所謂邪氣化日也。災一宫，雨化五，寒化一，所謂正化日也。其化上苦熱，中苦和，下苦熱，所謂藥食宜也。

壬申、壬寅歲，上少陽相火，中太角木運，下厥陰木。火化二，風化八，所謂正化日也。其化上鹹寒，中痠和，下辛涼，所謂藥食宜也。

癸酉、癸卯歲，上陽明金，中少徵火運，下少陰火。寒化雨化勝復同，所謂邪氣化日也。災九宫，燥化九，熱化二，所謂正化日也。其化上苦小温，中鹹温，下鹹寒，所謂藥食宜也。

甲戌、甲辰歲，上太陽水，中太宫土運，下太陰土，寒化六，濕化五，正化日也。其化上苦熱，中苦温，下苦温，藥食宜也。

乙亥、乙巳歲，上厥陰木，中少商金運，下少陽相火，熱化寒化勝復同，邪氣化日也。災七宫，風化八，清化四，火化二，正化度也。其化上辛涼，中痠和，下鹹寒，藥食宜也。

丙子、丙午歲，上少陰火，中太羽水運，下陽明金。熱化二，寒化六，清化四，正化度也。其化上鹹寒，中鹹熱，下痠温藥食宜也。

丁丑、丁未歲，上太陰土，中少角木運，下太陽水，清化熱化勝復同，邪氣化度也。災三宮，雨化五，風化三，寒化一，正化度也。其化上苦温，中辛温，下甘熱，藥食宜也。

戊寅、戊申歲，上少陽相火，中太徵火運，下厥陰木，火化七，風化三，正化度也。其化上鹹寒，中甘和下辛涼，藥食宜也。

己卯、己酉歲，上陽明金，中少宫土運，下少陰火，風化清化勝復同，邪氣化度也。災五宫，清化九，雨化五，熱化七，正化度也。其化上苦小温，中甘和，下鹹寒，藥食宜也。

庚辰、庚戌歲，上太陽水，中太商金運，下太陰土，寒化一，清化九，雨化五，正化度也。其化上苦熱，中辛温，下甘熱，藥食宜也。

辛巳、辛亥歲，上厥陰木，中少羽水運，下少陽相火，雨化風化勝復同，邪氣化度也。災一宫，風化三，寒化一，火化七，正化度也。其化上辛涼，中苦和，下鹹寒，藥食宜也。

壬午、壬子歲，上少陰火，中太角木運，下陽明金，熱化二，風化八，清化四，正化度也。其化上鹹寒，中痠涼，下痠温，藥食宜也。

癸未、癸丑歲，上太陰土，中少徵火運，下太陽水，寒化雨化勝復同，邪氣化度也。災九宫，雨化五，火化二，寒化一，正化度也。其化上苦温，中咸温，下甘熱，藥食宜也。

甲申、甲寅歲，上少陽相火，中太宫土運，下厥陰木，火化二，雨化五，風化八，正化度也。其化上咸寒，中咸和，下辛涼，藥食宜也。

乙酉、乙卯歲，上陽明金，中少商金運，下少陰火，熱化寒化勝復同，邪氣化度也。災七宫，燥化四，清化四，熱化二，正化度也。其化上苦小温，中苦和，下咸寒，藥食宜也。

丙戌、丙辰歲，上太陽水，中太羽水運，下太陰土，寒化六，雨化五，正化度也。其化上苦熱，中咸温，下甘熱，藥食宜也。

丁亥、丁巳歲，上厥陰木，中少角木運，下少陽相火，清化熱化勝復同，邪氣化度也。災三宫，風化三，火化七，正化度也。其化上辛涼，中辛和，下咸寒，藥食宜也。

戊子、戊午歲，上少陰火，中太徵火運，下陽明金，熱化七，清化九，正化度也。其化上咸寒，中甘寒，下痠温，藥食宜也。

己丑，己未歲，上太陰土，中少宫土運，下太陽水，風化清化勝復同，邪氣化度也。災五宫，雨化五，寒化一，正化度也。其化上苦熱，中甘和，下甘熱，藥食宜也。

庚寅、庚申歲，上少陽相火，中太商金運，下厥陰木，火化七，清化九，風化三，正化度也。其化上咸寒，中辛温，下辛涼，藥食宜也。

辛卯、辛酉歲，上陽明金，中少羽水運，下少陰火，雨化風化勝復同，邪氣化度也。災一宮，清化九，寒化一，熱化七，正化度也。其化上苦小温，中苦和，下咸寒，藥食宜也。

壬辰、壬戌歲，上太陽水，中太角木運，下太陰土，寒化六，風化八，雨化五，正化度也。其化上苦温，中痠和，下甘温，藥食宜也。

癸巳、癸亥，上厥陰木，中少徵火運，下少陽相火，寒化雨化勝復同，邪氣化度也。災九宮，風化八，火化二，正化度也。其化上辛涼，中咸和，下咸寒，藥食宜也。

凡此定期之紀，勝復正化，皆有常數，不可不察，故知其要者，一言而終，不知其要，流散無窮，此之謂也。

帝曰：善。五運之氣，亦復歲乎？岐伯曰：鬱極迺發，待時而作也。帝曰：請問其所謂也。岐伯曰：五常之氣，太過不及，其發異也。帝曰：願卒聞之。岐伯曰：太過者暴，不及者徐，暴者為病甚，徐者為病持。

帝曰：太過不及其數何如？岐伯曰：太過者其數成，不及者其數生，土常以生也。

帝曰：其發也何如？岐伯曰：土鬱之發，巖谷震驚，雷殷氣交，埃昏黃黑，化為白氣，飄驟高深，擊石飛空，洪水迺從，川流漫衍，田牧土駒。化氣迺敷，善為時雨，始生始長，始化始成。故民病心腹脹，腸鳴而為數後，甚則心痛脇䐜，嘔吐霍亂，飲發注下，胕腫身重。雲奔雨府，霞擁朝陽，山澤埃昏，其迺發也。以其四氣，雲橫天山，浮遊生滅，怫之先兆。

金鬱之發，天潔地明，風清氣切，大涼迺舉，草樹浮煙，燥氣以行，霿霧數起，殺氣來至，草木蒼干，金廼有聲。故民病欬逆，心脇滿引少腹，善暴痛，不可反側，嗌干面塵，色惡。山澤焦枯，土凝霜鹵，怫廼發也，其氣五。夜零白露，林莽聲悽，怫之兆也。

水鬱之發，陽氣廼辟，陰氣暴舉，大寒廼至，川澤嚴凝，寒雰結為霜雪，甚則黃黑昏翳，流行氣交，廼為霜殺，水廼見祥。故民病寒客心痛，腰脽痛，大關節不利，屈伸不便，善厥逆，痞堅，腹滿。陽光不治，空積沈陰，白埃昏冥，而廼發也。其氣二火前後。太虛深玄，氣猶麻散，微見而隱，色黑微黃，怫之先兆也。

木鬱之發，太虛埃昏，雲物以擾，大風廼至，屋發折木，木有變。故民病胃脘當心而痛，上支兩脇，鬲咽不通，食飲不下，甚則耳鳴眩轉，目不識人，善暴僵仆。太虛蒼埃，天山一色，或氣濁色黃黑鬱若，横雲不起雨，而廼發也。其氣無常。長川草偃，柔葉呈陰，松吟高山，虎嘯巖岫，怫之先兆也。

火鬱之發，太虛腫翳，大明不彰，炎火行，大暑至，山澤燔燎，材木流津，廣厦騰煙，土浮霜鹵，止水廼減，蔓草焦黃，風行惑言，濕化廼後。故民病少氣，瘡瘍癰腫，脇腹胷背，面首四支，䐜憤臚脹，瘍疿嘔逆，瘛瘲骨痛，節廼有動，注下温瘧，腹中暴痛，血溢流注，精液廼少，目赤心熱，甚則瞀悶懊憹，善暴死。刻終大温，汗濡玄府，其廼發也。其氣四。動復則靜，陽極反陰，濕令廼化廼成，華發水凝，山川冰雪，燄陽午澤，怫之先兆也。

有怫之應而後報也，皆觀其極而廼發也。木發無時，水隨火也。謹候其時，病可與期，失時反歲，五氣不行，生化收藏，政無恒也。

帝曰：水發而雹雪，土發而飄驟，木發而毀折，金發而清明，火發而曛昧，何氣使然？岐伯曰：氣有多少，發有微甚。微者當其氣，甚者兼其下，徵其下氣，而見可知也。帝曰：善。五氣之發不當位者何也？岐伯曰：命其差。帝曰：差有數乎？岐伯曰：後皆三十度而有奇也。

帝曰：氣至而先後者何？岐伯曰：運太過則其至先，運不及則其至後，此候之常也。帝曰：當時而至者何也？岐伯曰：非太過非不及，則至當時，非是者眚也。

帝曰：善。氣有非時而化者何也？岐伯曰：太過者當其時，不及者歸其已勝也。帝曰：四時之氣，至有早晏高下左右，其候何如？岐伯曰：行有逆順，至有遲速，故太過者化先天，不及者化後天。帝曰：願聞其行何謂也？岐伯曰：春氣西行，夏氣北行，秋氣東行，冬氣南行。故春氣始于下，秋氣始于上，夏氣始于中。冬氣始于標，春氣始于左，秋氣始于右，冬氣始于後，夏氣始于前，此四時正化之常。故至高之地，冬氣常在，至下之地，春氣常在。必謹察之。帝曰：善。

黃帝問曰：五運六氣之應見，六化之正，六變之紀何如？岐伯對曰：夫六氣正紀，有化有變，有勝有復，有用有病，不同其候，帝欲何乎？帝曰：願盡聞之。岐伯曰：請遂言之。夫氣之所至也，厥陰所至為和平，少陰所至為暄，太陰所至為埃溽，少陽所至為炎暑，陽明所至為清勁，太陽所至為寒雰，時化之常也。

厥陰所至為風府，為璺啓；少陰所至為火府，為舒榮；太陰所至為雨府，為員盈；少陽所至為熱府，為行出；陽明所至為司殺府，為庚蒼；太陽所至為寒府，為歸藏；司化之常也。

厥陰所至，為生為風摇；少陰所至，為榮為形見；太陰所至，為化為雲雨；少陽所至，為長為蕃鮮；陽明所至，為收為霧露；太陽所至，為藏為周密；氣化之常也。厥陰所至，為風生，終為肅；少陰所至，為熱生，中為寒；太陰所至，為濕生，終為注雨；少陽所至，為火生，終為蒸溽；陽明所至，為燥生，終為涼；太陽所至，為寒生，中為温，德化之常也。

厥陰所至為毛化，少陰所至為羽化，太陰所至為倮化，少陽所至為羽化，陽明所至為介化，太陽所至為鱗化，德化之常也。

厥陰所至為生化，少陰所至為榮化，太陰所至為濡化，少陽所至為茂化，陽明所至為堅化，太陽所至為藏化，布政之常也。

厥陰所至為飄怒太涼，少陰所至為大暄寒，太陰所至為雷霆驟注烈風，少陽所至為飄風燔燎霜凝，陽明所至為散落温，太陽所至為寒雪冰雹白埃，氣變之常也。

厥陰所至為撓動，為迎隨；少陰所至為高明燄，為曛；太陰所至為沈陰，為白埃，為晦冥；少陽所至為光顯，為彤雲，為曛；陽明所至為煙埃，為霜，為勁切，為悽鳴；太陽所至為剛固，為堅芒，為立，令行之常也。

厥陰所至為裏急，少陰所至為瘍胗身熱，太陰所至為積飲否隔，少陽所至為嚏嘔為瘡瘍，陽明所至為浮虛，太陽所至為屈伸不利，病之常也。

厥陰所至為支痛，少陰所至為驚惑，惡寒戰慄，譫妄，太陰所至為稸滿，少陽所至為驚躁，瞀味暴病，陽明所至為鼽尻陰股膝髀腨䯒足病，太陽所至為腰痛，病之常也。

厥陰所至為緛戾，少陰所至為悲妄衄衊，太陰所至為中滿霍亂吐下，少陽所至為喉痺耳鳴嘔涌，陽明所至皴揭，太陽所至為寢汗痓，病之常也。

厥陰所至為脇痛、嘔泄，少陰所至為語笑，太陰所至為重胕腫，少陽所至為暴注，瞤瘛，暴死，陽明所至為鼽嚏，太陽所至為流泄，禁止，病之常也。

凡此十二變者，報德以德，報化以化，報政以政，報令以令，氣高則高，氣下則下，氣後則後，氣前則前，氣中則中，氣外則外，位之常也。故風勝則動，熱勝則腫，燥熱則干，寒勝則浮，濕勝則濡泄，甚則水閉胕腫，隨氣所在，以言其變耳。

帝曰：願聞其用也。岐伯曰：夫六氣之用，各歸不勝而為化，故太陰雨化，施于太陽；太陽寒化，施于少陰，少陰熱化，施于陽明；陽明燥化，施于厥陰；厥陰風化，施于太陰，各命其所在以徵之也。帝曰：自得其位何如？岐伯曰：自得其位常化也。帝曰：願聞所在也。岐伯曰：命其位而方月可知也。

帝曰：六位之氣盈虛何如？岐伯曰：太少異也。太者之至徐而常，少者暴而亡。帝曰：天地之氣盈虛何如？岐伯曰：天氣不足，地氣隨之；地氣不足，天氣從之，運居其中而常先也。惡所不勝，歸所同和，隨運歸從，而生其病也。故上勝則天氣降而下，下勝則地氣遷而上。多少而差其分，微者小差，甚者大差，甚則位易氣交，易則大變生而病作矣。大要曰：甚紀五分，微紀七分，其差可見，此之謂也。

帝曰：善。論言熱無犯熱，寒無犯寒，余欲不遠寒不遠熱柰何？岐伯曰：悉乎哉問也。發表而不遠熱，攻裏不遠寒。帝曰：不發不攻，而犯寒犯熱何如？岐伯曰：寒熱内賊，其病益甚。帝曰：願聞無病者何如？岐伯曰：無者生之，有者甚之。帝曰：生者何如？岐伯曰：不遠熱則熱至，不遠寒則寒至，寒至則堅否，腹滿、痛急、下利之病生矣。熱至則身熱，吐下霍亂，癰疽瘡瘍，瞀鬱、注下、瞤瘛、腫脹、嘔、鼽衄、頭痛、骨節變、肉痛、血溢、血泄、淋閟之病生矣。帝曰：治之柰何？岐伯曰：時必順之，犯者治以勝也。

黄帝問曰：婦人重身，毒之何如？岐伯曰：有故無殞，亦無殞也。帝曰：願聞其故何謂也。岐伯曰：大積大聚，其可犯也，衰其太半而止，過者死。

帝曰：善。鬱之甚者，治之柰何？岐伯曰：木鬱達之，火鬱發之，土鬱奪之，金鬱泄之，水鬱折之，然調其氣。過者折之，以其畏也，所謂寫之。帝曰：假者何如？岐伯曰：有假其氣，則無禁也。所謂主氣不足，客氣勝也。帝曰：至哉。聖人之道，天地大化，運行之節，臨禦之紀，陰陽之政，寒暑之令，非夫子孰能通之，請藏之靈蘭之室，署曰六元正紀，非齋戒不敢示，慎傳也。

卷第二十二

啟玄子次注林億孫奇高保衡等奉敕校正孫兆重改誤

至眞要大論篇第七十四

黃帝問曰：五氣交合，盈虛更作，余知之矣。六氣分治，司天地者，其至何如？岐伯再拜對曰：明乎哉問也。天地之大紀，人神之通應也。帝曰：願聞上合昭昭，下合冥冥，柰何？岐伯曰：此道之所主，工之所疑也。帝曰：願聞其道也。岐伯曰：厥陰司天，其化以風；少陰司天，其化以熱；太陰司天，其化以濕；少陽司天，其化以火；陽明司天，其化以燥；太陽司天，其化以寒。以所臨藏位，命其病者也。帝曰：地化柰何？岐伯曰：司天同候，間氣皆然。帝曰：間氣何謂？岐伯曰：司左右者，是謂間氣也。帝曰：何以異之？岐伯曰：主歲者紀歲，間氣者紀步也。帝曰：善。歲主柰何？岐伯曰：厥陰司天為風化，在泉為痠化，司氣為蒼化，間氣為動化。少陰司天為熱化，在泉為苦化，不司氣化，居氣為灼化。太陰司天為濕化，在泉為甘化，司氣為黅化，間氣為柔化。少陽司天為火化，在泉為苦化，司氣為丹化，間氣為明化。陽明司天為燥化，在泉為辛化，司氣為素化，間氣為清化。太陽司天為寒化，在泉為咸化，司氣為玄化，間氣為藏化。故治病者，必明六化分治，五味五色所生，五藏所宜，廼可以言盈虚病生之緒也。

帝曰：厥陰在泉，而痠化先，余知之矣。風化之行也何如？岐伯曰：風行于地，所謂本也，余氣同法。本乎天者，天之氣也；本乎地者，地之氣也。天地合氣，六節分而萬物化生矣。故曰：謹候氣宜，無失病機，此之謂也。帝曰：其主病何如？岐伯曰：司歲備物，則無遺主矣。帝曰：先歲物何也？岐伯曰：天地之專精也。帝曰：司氣者何如？岐伯曰：司氣者主歲同然，有余不足也。帝曰：非司歲物何謂也？岐伯曰：散也，故質同而異等也。氣味有薄厚，性用有躁靜，治保有多少，力化有淺深，此之謂也。

帝曰：歲主藏害何謂？岐伯曰：以所不勝命之，則其要也。帝曰：治之柰何？岐伯曰：上淫于下，所勝平之；外淫于内，所勝治之。帝曰：善。平氣何如？岐伯曰：謹察陰陽所在而調之，以平為期。正者正治，反者反治。

帝曰：夫子言察陰陽所在而調之，論言人迎與寸口相應，若引繩，小大齊等，命曰平。陰之所在寸口，何如？岐伯曰：視歲南北可知之矣。帝曰：願卒聞之。岐伯曰：北政之歲，少陰在泉，則寸口不應；厥陰在泉，則右不應；太陰在泉，則左不應；南政之歲，少陰司天，則寸口不應；厥陰司天，則右不應；太陰司天，則左不應；諸不應者反其診則見矣。帝曰：尺候何如？岐伯曰：北政之歲，三陰在下，則寸不應；三陰在上，則尺不應。南政之歲，三陰在天，則寸不應，三陰在泉，則尺不應，左右同。故曰知其要者，一言而終，不知其要，流散無窮，此之謂也。

帝曰：善。天地之氣，内淫而病何如？岐伯曰：歲厥陰在泉，風淫所勝，則地氣不明，平野昧，草迺早秀。民病洒洒振寒，善伸數欠，心痛支滿，兩脇裏急，飲食不下，鬲咽不通，食則嘔，腹脹善噫，得後與氣，則快然如衰，身體皆重。歲少陰在泉，熱淫所勝，則焰浮川澤，陰處反明。民病腹中常鳴，氣上衝胷，喘，不能久立，寒熱皮膚痛，目瞑齒痛，䪼腫，惡寒發熱如瘧，少腹中痛，腹大，蟄蟲不藏。歲太陰在泉，草迺早榮，濕淫所勝，則埃昏巖谷，黄反見黑，至陰之交。民病飲積心痛，耳聾，渾渾焞焞，嗌腫喉痺，陰病血見，少腹痛腫，不得小便。病衝頭痛，目似脱，項似拔，腰似折，髀不可以迴，膕如結，腨如別。歲少陽在泉，火淫所勝，則焰明郊野，寒熱更至。民病注泄赤白，少腹痛，溺赤，甚則血便，少陰同候。歲陽明在泉，燥淫所勝，則霿霧清瞑。民病喜嘔，嘔有苦，善太息，心脇痛，不能反側，甚則嗌干，面塵，身無膏澤，足外反熱。歲太陽在泉，寒淫所勝，則凝肅慘慄。民病少腹控睾引腰脊，上衝心痛，血見嗌痛，頷腫。

帝曰：善。治之柰何？岐伯曰：諸氣在泉，風淫于内，治以辛涼，佐以苦；以甘緩之，以辛散之；熱淫于内，治以咸寒，佐以甘苦，以痠收之，以苦發之；濕淫于内，治以苦熱，佐以痠淡，以苦燥之，以淡泄之；火淫于内，治以咸冷，佐以苦辛，以痠收之，以苦發之；燥淫于内，治以苦温，佐以甘辛，以苦下之；寒淫于内，治以甘熱，佐以苦辛，以咸寫之，以辛潤之，以苦堅之。

帝曰：善。天氣之變何如？岐伯曰：厥陰司天，風淫所勝，則太虚埃昏，雲物以擾，寒生春氣，流水不冰。民病胃脘當心而痛，上支兩脇，鬲咽不通，飲食不下，舌本強，食則嘔，冷泄腹脹，溏泄瘕水閉，蟄蟲不去，病本于脾。衝陽絕，死不治。

少陰司天，熱淫所勝，怫熱至，火行其政。民病胷中煩熱，嗌干、右胠滿、皮膚痛，寒熱欬喘，大雨且至、唾血血泄、鼽衄、嚏嘔、溺色變，甚則瘡瘍胕腫、肩背臂臑及缺盆中痛，心痛肺䐜，腹大滿，膨膨而喘欬，病本于肺，尺澤絕，死不治。

太陰司天，濕淫所勝，則沈陰且布，雨變枯槁，胕腫骨痛，陰痺。陰痺者，按之不得，腰脊頭項痛、時眩、大便難，陰氣不用，饑不欲食，欬唾則有血，心如懸。病本于腎，太谿絕，死不治。

少陽司天，火淫所勝，則溫氣流行，金政不平。民病頭痛，發熱惡寒而瘧，熱上皮膚痛，色變黃赤，傳而為水，身面胕腫、腹滿仰息、泄注赤白、瘡瘍、欬唾血、煩心，胷中熱，甚則鼽衄，病本于肺。天府絕，死不治。

陽明司天，燥淫所勝，則木迺晚榮，草迺晚生，筋骨內變。民病左胠脇痛，寒清于中，感而瘧，大涼革候，欬、腹中鳴，注泄鶩溏，名木斂生，菀于下，草焦上首，心脇暴痛，不可反側，嗌干面塵腰痛，丈夫㿗疝，婦人少腹痛，目昧眥，瘍瘡痤癰，蟄蟲來見，病本于肝。太衝絕，死不治。

太陽司天，寒淫所勝，則寒氣反至，水且冰，血變于中，發為癰瘍。民病厥心痛，嘔血、血泄、鼽衄，善悲，時眩仆。運火炎烈，雨暴迺雹。胷腹滿、手熱肘攣，掖腫、心澹澹大動，胷脇胃脘不安、面赤目黃、善噫嗌干，甚則色炲，渴而欲飲，病本于心。神門絕，死不治。所謂動氣，知其藏也。

帝曰：善。治之柰何？岐伯曰：司天之氣，風淫所勝，平以辛涼，佐以苦甘，以甘緩之，以痠寫之。熱淫所勝，平以鹹寒，佐以苦甘，以痠收之。濕淫所勝，平以苦熱，佐以痠辛，以苦燥之，以淡泄之。濕上甚而熱，治以苦温，佐以甘辛，以汗為故而止。火淫所勝，平以痠冷，佐以苦甘，以痠收之，以苦發之，以痠復之。熱淫同。燥淫所勝，平以苦濕，佐以痠辛，以苦下之。寒淫所勝，平以辛熱，佐以甘苦，以鹹寫之。

帝曰：善。邪氣反勝，治之柰何？岐伯曰：風司于地，清反勝之，治以痠温，佐以苦甘，以辛平之。熱司于地，寒反勝之，治以甘熱，佐以苦辛，以鹹平之。濕司于地，熱反勝之，治以苦冷，佐以鹹甘，以苦平之。火司于地，寒反勝之，治以甘熱，佐以苦辛，以鹹平之。燥司于地，熱反勝之，治以平寒，佐以苦甘，以痠平之，以和為利。寒司于地，熱反勝之，治以鹹冷，佐以甘辛，以苦平之。

帝曰：其司天邪勝何如？岐伯曰：風化于天，清反勝之，治以痠温，佐以甘苦。熱化于天，寒反勝之，治以甘温，佐以苦痠辛。濕化于天，熱反勝之，治以苦寒，佐以苦痠。火化于天，寒反勝之，治以甘熱，佐以苦辛。燥化于天，熱反勝之，治以辛寒，佐以苦甘。寒化于天，熱反勝之，治以鹹冷，佐以苦辛。

帝曰：六氣相勝柰何？岐伯曰：厥陰之勝，耳鳴頭眩，憒憒欲吐，胃鬲如寒。大風數舉，倮蟲不滋。胠脇氣并，化而為熱，小便黄赤，胃脘當心而痛，上支兩脇，腸鳴飧泄，少腹痛，注下赤白，甚則嘔吐，鬲咽不通。少陰之勝，心下熱，善饑，齊下反動，氣遊三焦。炎暑至，木廼津，草廼萎。嘔逆躁煩、腹滿痛、溏泄，傳為赤沃。太陰之勝，火氣内鬱，瘡瘍于中，流散于外，病在胠脇，甚則心痛，熱格，頭痛、喉痺、項強。獨勝則濕氣内鬱，寒迫下焦，痛留頂，互引眉間，胃滿。雨數至，燥化廼見。少腹滿，䐜脽重強，内不便，善注泄，足下温，頭重，足脛胕腫，飲發于中，胕腫于上。少陽之勝，熱客于胃，煩心、心痛、目赤，欲嘔、嘔痠、善饑、耳痛、溺赤、善驚、譫妄。暴熱消爍，草萎水涸，介蟲迺屈。少腹痛，下沃赤白。陽明之勝，清發于中，左胠脇痛、溏泄、内為嗌塞、外發癲疝。大涼肅殺，華英改容，毛蟲迺殃。胷中不便，嗌塞而欬。太陽之勝，凝溧且至，非時水冰，羽迺後化。痔瘧發，寒厥入胃則内生心痛，陰中迺瘍，隱曲不利，互引陰股，筋肉拘苛，血脈凝泣，絡滿色變，或為血泄，皮膚否腫，腹滿食減，熱反上行，頭項囟頂腦戶中痛，目如脫；寒入下焦，傳為濡寫。

帝曰：治之柰何？岐伯曰：厥陰之勝，治以甘清，佐以苦辛，以痠寫之。少陰之勝，治以辛寒，佐以苦咸，以甘寫之。太陰之勝，治以咸熱，佐以辛甘，以苦寫之。少陽之勝，治以辛寒，佐以甘咸，以甘寫之。陽明之勝，治以痠温，佐以辛甘，以苦泄之。太陽之勝，治以甘熱，佐以辛痠，以咸寫之。

帝曰：六氣之復何如？岐伯曰：悉乎哉問也。厥陰之復，少腹堅滿，裏急暴痛。偃木飛沙，倮蟲不榮。厥心痛，汗發嘔吐，飲食不入，入而復出，筋骨掉眩清厥，甚則入脾，食痺而吐。衝陽絶，死不治。

少陰之復，燠熱内作，煩躁鼽嚏，少腹絞痛，火見燔焫，嗌燥，分注時止，氣動于左，上行于右，欬、皮膚痛、暴瘖、心痛、鬱冒不知人，迺洒淅惡寒振慄，譫妄，寒已而熱，渴而欲飲，少氣骨痿，隔腸不便，外為浮腫，噦噫。赤氣後化，流水不冰，熱氣大行，介蟲不復。病疿胗瘡瘍、癰疽痤痔，甚則入肺，欬而鼻淵。天府絶，死不治。

太陰之復，濕變迺舉，體重中滿，食飲不化，陰氣上厥，胷中不便，飲發于中，欬喘有聲。大雨時行，鱗見于陸，頭頂痛重，而掉瘛尤甚，嘔而密默，唾吐清液，甚則入腎，竅寫無度。太谿絶，死不治。

少陽之復，大熱將至，枯燥燔熱，介蟲廼耗。驚瘛欬衄，心熱煩躁，便數憎風，厥氣上行，面如浮埃，目廼瞤瘛；火氣内發，上為口糜、嘔逆、血溢、血泄，發而為瘧，惡寒鼓慄，寒極反熱，嗌絡焦槁，渴引水漿，色變黃赤，少氣脈萎，化而為水，傳為胕腫，甚則入肺，欬而血泄。尺澤絶，死不治。

陽明之復，清氣大舉，森木蒼干，毛蟲廼厲。病生胠脇，氣歸于左，善太息，甚則心痛否滿，腹脹而泄，嘔苦欬噦煩心，病在鬲中，頭痛，甚則入肝，驚駭筋攣。太衝絶，死不治。

太陽之復，厥氣上行，水凝雨冰，羽蟲廼死。心胃生寒，胷鬲不利，心痛否滿，頭痛善悲，時眩仆食減，腰脽反痛，屈伸不便，地裂冰堅，陽光不治，少腹控睾，引腰脊，上衝心，唾出清水，及為噦噫，甚則入心，善忘善悲。神門絶，死不治。

帝曰：善。治之柰何？岐伯曰：厥陰之復，治以痠寒，佐以甘辛，以痠寫之，以甘緩之。少陰之復，治以咸寒，佐以苦辛，以甘寫之，以痠收之，辛苦發之，以咸耎之。太陰之復，治以苦熱，佐以痠辛，以苦寫之，燥之、泄之。少陽之復，治以咸冷，佐以苦辛，以咸耎之，以痠收之，辛苦發之；發不遠熱，無犯温涼。少陰同法。陽明之復，治以辛温，佐以苦甘，以苦泄之，以苦下之，以痠補之。太陽之復，治以咸熱，佐以甘辛，以苦堅之。治諸勝復，寒者熱之，熱者寒之，温者清之，清者温之，散者收之，抑者散之，燥者潤之，急者緩之，堅者耎之，脆者堅之，衰者補之，強者寫之，各安其氣，必清必靜，則病氣衰去，歸其所宗，此治之大體也。

帝曰：善。氣之上下何謂也？岐伯曰：身半以上其氣三矣，天之分也，天氣主之；身半以下，其氣三矣，地之分也，地氣主之。以名命氣，以氣命處，而言其病半，所謂天樞也。故上勝而下俱病者，以地名之；下勝而上俱病者，以天名之。所謂勝至，報氣屈伏而未發也。復至則不以天地異名，皆如復氣為法也。

帝曰：勝復之動，時有常乎？氣有必乎？岐伯曰：時有常位，而氣無必也。帝曰：願聞其道也。岐伯曰：初氣終三氣，天氣主之，勝之常也；四氣盡終氣，地氣主之，復之常也。有勝則復，無勝則否。帝曰：善。復已而勝何如？岐伯曰：勝至則復，無常數也，衰迺止耳。復已而勝，不復則害，此傷生也。帝曰：復而反病何也？岐伯曰：居非其位，不相得也。大復其勝，則主勝之，故反病也，所謂火燥熱也。帝曰：治之何如？岐伯曰：夫氣之勝也，微者隨之，甚者制之；氣之復也，和者平之，暴者奪之。皆隨勝氣，安其屈伏，無問其數，以平為期，此其道也。

帝曰：善。客主之勝復柰何？岐伯曰：客主之氣，勝而無復也。帝曰：其逆從何如？岐伯曰：主勝逆，客勝從，天之道也。帝曰：其生病何如？岐伯曰：厥陰司天，客勝則耳鳴掉眩，甚則欬，主勝則胷脇痛，舌難以言。少陰司天，客勝則鼽、嚏、頸項強、肩背瞀熱、頭痛、少氣，發熱、耳聾、目冥，甚則胕腫、血溢、瘡瘍、欬喘。主勝則心熱煩躁，甚則脇痛支滿。太陰司天，客勝則首面胕腫，呼吸氣喘。主勝則胷腹滿，食已而瞀。少陽司天，客勝則丹胗外發，及為丹熛、瘡瘍、嘔逆、喉痺、頭痛、嗌腫、耳聾、血溢、內為瘛瘲。主勝則胷滿、欬、仰息，甚而有血，手熱。陽明司天，清復內余，則欬、衄、嗌塞、心鬲中熱，欬不止，而白血出者死。太陽司天，客勝則胷中不利，出清涕，感寒則欬，主勝則喉嗌中鳴。

厥陰在泉，客勝則大關節不利，内為痙強拘瘛，外為不便；主勝則筋骨繇并，腰腹時痛。少陰在泉，客勝則腰痛，尻股膝髀腨䯒足病，瞀熱以痠，胕腫不能久立，溲便變。主勝則厥氣上行，心痛發熱，鬲中，衆痺皆作，發于胠脇，魄汗不藏，四逆而起。太陰在泉，客勝則足痿下重，便溲不時；濕客下焦，發而濡寫及為腫隱曲之疾。主勝則寒氣逆滿，食飲不下，甚則為疝。少陽在泉，客勝則腰腹痛而反惡寒，甚則下白溺白；主勝則熱反上行，而客于心，心痛發熱，格中而嘔，少陰同候。陽明在泉，客勝則清氣動下，少腹堅滿，而數便寫。主勝則腰重腹痛，少腹生寒，下為鶩溏，則寒厥于腸，上衝胷中，甚則喘，不能久立。太陽在泉，寒復内余，則腰尻痛，屈伸不利，股脛足膝中痛。

帝曰：善。治之柰何？岐伯曰：高者抑之，下者舉之，有余折之，不足補之，佐以所利，和以所宜，必安其主客，適其寒温，同者逆之，異者從之。帝曰：治寒以熱，治熱以寒，氣相得者逆之，不相得者從之，余以知之矣。其于正味何如？岐伯曰：木位之主，其寫以痠，其補以辛；火位之主，其寫以甘，其補以咸；土位之主，其寫以苦，其補以甘；金位之主，其寫以辛，其補以痠；水位之主，其寫以咸，其補以苦。厥陰之客，以辛補之，以痠寫之，以甘緩之；少陰之客，以咸補之，以甘寫之，以咸收之；太陰之客，以甘補之，以苦寫之，以甘緩之；少陽之客，以咸補之，以甘寫之，以咸耎之；陽明之客，以痠補之，以辛寫之，以苦泄之；太陽之客，以苦補之，以咸寫之，以苦堅之，以辛潤之，開發腠理，致津液通氣也。

帝曰：善。願聞陰陽之三也。何謂？岐伯曰：氣有多少異用也。帝曰：陽明何謂也？岐伯曰：兩陽合明也。帝曰：厥陰何也？岐伯曰：兩陰交盡也。

帝曰：氣有多少，病有盛衰，治有緩急，方有大小，願聞其約柰何？岐伯曰：氣有高下，病有遠近，證有中外，治有輕重，適其至所為故也。大要曰：君一臣二，奇之制也；君二臣四，偶之制也；君二臣三，奇之制也；君二臣六，偶之制也。故曰：近者奇之，遠者偶之；汗者不以奇，下者不以偶；補上治上制以緩，補下治下制以急；急則氣味厚，緩則氣味薄，適其至所，此之謂也。病所遠而中道氣味之者，食而過之，無越其制度也。是故平氣之道，近而奇偶，制小其服也；遠而奇偶，制大其服也；大則數少，小則數多，多則九之，少則二之。奇之不去則偶之，是謂重方；偶之不去則反佐以取之，所謂寒熱温涼反從其病也。

帝曰：善。病生于本，余知之矣。生于標者，治之柰何？岐伯曰：病反其本，得標之病，治反其本，得標之方。

帝曰：善。六氣之勝，何以候之？岐伯曰：乘其至也。清氣大來，燥之勝也，風木受邪，肝病生焉；熱氣大來，火之勝也，金燥受邪，肺病生焉；寒氣大來，水之勝也，火熱受邪，心病生焉；濕氣大來，土之勝也，寒水受邪，腎病生焉；風氣大來，木之勝也，土濕受邪，脾病生焉。所謂感邪而生病也。乘年之虚，則邪甚也。失時之和亦邪甚也。遇月之空，亦邪甚也。重感于邪，則病危矣。有勝之氣，其必來復也。

帝曰：其脈至何如？岐伯曰：厥陰之至其脈絃，少陰之至其脈鉤，太陰之至其脈沈，少陽之至大而浮，陽明之至短而濇，太陽之至大而長。至而和則平，至而甚則病，至而反者病，至而不至者病，未至而至者病。

陰陽易者危。

帝曰：六氣標本，所從不同，柰何？岐伯曰：氣有從本者，有從標本者，有不從標本者也。帝曰：願卒聞之。岐伯曰：少陽太陰從本，少陰太陽從本從標，陽明厥陰不從標本，從乎中也。故從本者化生于本，從標本者有標本之化，從中者以中氣為化也。帝曰：脈從而病反者，其診何如？岐伯曰：脈至而從，按之不鼓，諸陽皆然。帝曰：諸陰之反，其脈何如？岐伯曰：脈至而從，按之鼓甚而盛也。是故百病之起有生于本者，有生于標者，有生于中氣者，有取本而得者，有取標而得者，有取中氣而得者，有取標本而得者，有逆取而得者，有從取而得者。逆，正順也，若順，逆也。故曰：知標與本，用之不殆，明知逆順，正行無問，此之謂也。不知是者，不足以言診，足以亂經。故大要曰：麤工嘻嘻，以為可知，言熱未已，寒病復始，同氣異形，迷診亂經，此之謂也。夫標本之道要而愽，小而大，可以言一而知百病之害，言標與本，易而勿損，察本與標，氣可令調，明知勝復，為萬民式，天之道畢矣。

帝曰：勝復之變，早晏何如？岐伯曰：夫所勝者勝至已病，病已慍慍而復已萌也。夫所復者，勝盡而起，得位而甚，勝有微甚，復有少多，勝和而和，勝虛而虛，天之常也。帝曰：勝復之作，動不當位，或後時而至，其故何也？岐伯曰：夫氣之生與其化衰盛異也。寒暑温涼盛衰之用，其在四維，故陽之動始于温，盛于暑；陰之動始于清，盛于寒；春夏秋冬各差其分。故大要曰：彼春之暖，為夏之暑；彼秋之忿，為冬之怒。謹按四維，斥候皆歸，其終可見，其始可知，此之謂也。帝曰：差有數乎？岐伯曰：又凡三十度也。帝曰：其脈應皆何如？

岐伯曰：差同正法，待時而去也。脈要曰：春不沉，夏不絃，冬不濇，秋不數，是謂四塞。沉甚曰病，絃甚曰病，濇甚曰病，數甚曰病，參見曰病，復見曰病，未去而去曰病，去而不去曰病，反者死。故曰氣之相守司也，如權衡之不得相失也。夫陰陽之氣清靜，則生化治，動則苛疾起，此之謂也。

帝曰：幽明何如？岐伯曰：兩陰交盡故曰幽，兩陽合明故曰明。幽明之配，寒暑之異也。帝曰：分至何如？岐伯曰：氣至之謂至，氣分之謂分。至則氣同，分則氣異，所謂天地之正紀也。帝曰：夫子言春秋氣始于前，冬夏氣始于後，余已知之矣。然六氣往復，主歲不常也，其補寫柰何？岐伯曰：上下所主，隨其攸利，正其味，則其要也。左右同法。大要曰：少陽之主，先甘後咸；陽明之主，先辛後痠；太陽之主，先咸後苦；厥陰之主，先痠後辛；少陰之主，先甘後咸；太陰之主，先苦後甘。佐以所利，資以所生，是謂得氣。

帝曰：善。夫百病之生也，皆生于風寒暑濕燥火，以之化之變也。經言盛者寫之，虛者補之，余錫以方士，而方士用之尚未能十全，余欲令要道必行，桴鼓相應，猶拔刺雪汗，工巧神聖，可得聞乎？岐伯曰：審察病機，無失氣宜，此之謂也。帝曰：願聞病機何如？岐伯曰：諸風掉眩，皆屬于肝；諸寒收引，皆屬于腎；諸氣膹鬱，皆屬于肺；諸濕腫滿，皆屬于脾；諸熱瞀瘛，皆屬于火；諸痛癢瘡，皆屬于心；諸厥固泄，皆屬于下；諸痿喘嘔，皆屬于上，諸禁鼓慄，如喪神守，皆屬于火；諸痙項強，皆屬于濕；諸逆衝上，皆屬于火；諸脹腹大，皆屬于熱；諸躁狂越，皆屬于火；諸暴強直，皆屬于風；諸病有聲，鼓之如鼓，皆屬于熱；諸病胕腫，疼痠驚駭，皆屬于火；諸轉反戾，水液渾濁，皆屬于熱；諸病水液，澄澈清冷，皆屬于寒；諸嘔吐痠，暴注下迫，皆屬于熱。故大要曰：

謹守病機，各司其屬，有者求之，無者求之，盛者責之，虛者責之，必先五勝，踈其血氣，令其調達，而致和平，此之謂也。

帝曰：善。五味陰陽之用何如？岐伯曰：辛甘發散為陽，痠苦涌泄為陰，咸味涌泄為陰，淡味滲泄為陽。六者或收或散，或緩或急，或燥或潤，或耎或堅，以所利而行之，調其氣使其平也。

帝曰：非調氣而得者，治之柰何？有毒無毒，何先何後，願聞其道。岐伯曰：有毒無毒，所治為主，適大小為制也。帝曰：請言其制？岐伯曰：君一臣二，制之小也；君一臣三佐五，制之中也，君一臣三佐九，制之大也。寒者熱之，熱者寒之，微者逆之，甚者從之，堅者削之，客者除之，勞者溫之，結者散之，留者攻之，燥者濡之，急者緩之，散者收之，損者溫之，逸者行之，驚者平之，上之下之，摩之浴之，薄之劫之，開之發之，適事為故。

帝曰：何謂逆從？岐伯曰：逆者正治，從者反治，從少從多，觀其事也。帝曰：反治何謂？岐伯曰：熱因寒用，寒因熱用，塞因塞用，通因通用，必伏其所主，而先其所因，其始則同，其終則異，可使破積，可使潰堅，可使氣和，可使必已。

帝曰：善。氣調而得者何如？岐伯曰：逆之從之，逆而從之，從而逆之，踈氣令調，則其道也。

帝曰：善。病之中外何如？岐伯曰：從內之外者，調其內，從外之內者，治其外；從內之外而盛于外者，先調其內而後治其外，從外之內而盛于內者，先治其外而後調其內；中外不相及，則治主病。

帝曰：善。火熱復，惡寒發熱，有如瘧狀，或一日發，或間數日發，其故何也？岐伯曰：勝復之氣，會遇之時，有多少也。陰氣多而陽氣少，則其發日遠；陽氣多而陰氣少，則其發日近。此勝復相薄，盛衰之節，瘧亦同法。

帝曰：論言治寒以熱，治熱以寒，而方士不能廢繩墨而更其道也。有病熱者寒之而熱，有病寒者熱之而寒，二者皆在，新病復起，柰何治？岐伯曰：諸寒之而熱者，取之陰；熱之而寒者，取之陽；所謂求其屬也。

帝曰：善。服寒而反熱，服熱而反寒，其故何也？岐伯曰：治其王氣是以反也。帝曰：不治王而然者何也？岐伯曰：悉乎哉問也。不治五味屬也。夫五味入胃，各歸所喜，攻痠先入肝，苦先入心，甘先入脾，辛先入肺，咸先入腎，乆而增氣，物化之常也。氣增而乆，夭之由也。

帝曰：善。方制君臣，何謂也？岐伯曰：主病之謂君，佐君之謂臣，應臣之謂使，非上下三品之謂也。帝曰：三品何謂？岐伯曰：所以明善惡之殊貫也。

帝曰：善。病之中外何如？岐伯曰：調氣之方，必別陰陽，定其中外，各守其鄉。内者内治，外者外治，微者調之，其次平之，盛者奪之，汗者下之，寒熱溫涼，衰之以屬，隨其攸利，謹道如法，萬舉萬全，氣血正平，長有天命。帝曰：善。

卷第二十三

啟玄子次注林億孫奇高保衡等奉敕校正孫兆重改誤

著至教論篇第七十五

新校正云：按全元起本在《四時病類論》篇末

黃帝坐明堂，召雷公而問之曰：子知醫之道乎？雷公對曰：誦而頗能解，解而未能別，別而未能明，明而未能彰，足以治群僚，不足至侯王。願得受樹天之度，四時陰陽合之，別星辰與日月光，以彰經術，後世益明，上通神農，著至教，疑于二皇。帝曰：善。無失之，此皆陰陽表裏，上下雌雄相輸應也。而道上知天文，下知地理，中知人事，可以長久，以教衆庶，亦不疑殆，醫道論篇，可傳後世，可以為寶。

雷公曰：請受道諷誦用解。帝曰：子不聞陰陽傳乎？曰：不知。曰：夫三陽天為業。上下無常，合而病至，偏害陰陽。雷公曰：三陽莫當，請聞其解。帝曰：三陽獨至者，是三陽并至，并至如風雨，上為巔疾，下為漏病。外無期，內無正，不中經紀，診無上下以書別。雷公曰：臣治踈愈，說意而已。帝曰：三陽者至陽也，積并則為驚，病起疾風，至如礔礰，九竅皆塞，陽氣滂溢，干嗌喉塞。并于陰則上下無常，薄為腸澼，此謂三陽直心，坐不得起卧者，便身全三陽之病。且以知天下，何以別陰陽，應四時，合之五行。

雷公曰：陽言不別，陰言不理，請起受解，以為至道。帝曰：子若受傳，不知合至道以惑師教，語子至道之要。病傷五藏，筋骨以消，子言不明不別，是世主學盡矣。腎且絶，惋惋日暮，從容不出，人事不殷。

示從容論篇第七十六

新校正云：按全元起本在第八卷名《從容別白黑》

黄帝燕坐，召雷公而問之曰：汝受術誦書者，若能覽觀雜學，及于比類，通合道理，為余言子所長，五藏六府，膽胃大小腸，脾胞膀胱，腦髓涕唾，哭泣悲哀，水所從行，此皆人之所生，治之過失，子務明之，可以十全，即不能知，為世所怨。雷公曰：臣請誦脈經上下篇，甚衆多矣。別異比類，猶未能以十全，又安足以明之？

帝曰：子別試通五藏之過，六府之所不和，鍼石之敗，毒藥所宜，湯液滋味，具言其狀，悉言以對，請問不知。雷公曰：肝虛、腎虛、脾虛皆令人體重煩冤，當投毒藥，刺灸砭石湯液，或已或不已，願聞其解。帝曰：公何年之長，而問之少，余真問以自謬也。吾問子窈冥，子言上下篇以對，何也？夫脾虛浮似肺，腎小浮似脾，肝急沈散似腎，此皆工之所時亂也，然從容得之。若夫三藏土木水參居，此童子之所知，問之何也？

雷公曰：于此有人，頭痛、筋攣、骨重，怯然少氣，噦、噫、腹滿、時驚不嗜卧，此何藏之發也？脈浮而絃，切之石堅，不知其解，復問所以三藏者，以知其比類也。帝曰：夫從容之謂也，夫年長則求之于府，年少則求之于經，年壯則求之于藏。今子所言，皆失八風菀熟，五藏消爍，傳邪相受。夫浮而絃者，是腎不足也；沈而石者，是腎氣内著也；怯然少氣者，是水道不行，形氣消索也。欬嗽煩冤者，是腎氣之逆也。一人之氣，病在一藏也。若言三藏俱行，不在法也。

雷公曰：于此有人，四支解墮，喘欬血泄，而愚診之以為傷肺，切脈浮大而緊，愚不敢治。麤工下砭石，病癒，多出血，血止身輕，此何物也？帝曰：子所能治，知亦衆多，與此病失矣。譬以鴻飛、亦衝于天。夫聖人之治病，循法守度，援物比類，化之冥冥，循上及下，何必守經。今夫脈浮大虛者，是脾氣之外絶，去胃外歸陽明也。夫二火不勝三水，是以脈亂而無常也。四支解墮，此脾精之不行也。喘欬者，是水氣并陽明也。血泄者，脈急血無所行也。若夫以為傷肺者，由失以狂也。不引比類，是知不明也。夫傷肺者，脾氣不守，胃氣不清，經氣不為使，眞藏壞決，經脈傍絶，五藏漏泄，不衄則嘔，此二者不相類也。譬如天之無形，地之無理，白與黑相去遠矣。是失吾過矣，以子知之，故不告子，明引比類從容，是以名曰診輕，是謂至道也。

疏五過論篇第七十七

新校正云：按全元起本在第八卷《名論過失》

黃帝曰：嗚呼遠哉！閔閔乎若視深淵，若迎浮雲，視深淵尚可測，迎浮雲莫知其際，聖人之術，為萬民式，論裁志意，必有法則，循經守數，按循醫事，為萬民副。故事有五過四德，汝知之乎？雷公避席再拜曰：臣年幼小，蒙愚以惑，不聞五過與四德，比類形名，虛引其經，心無所對。

帝曰：凡未診病者，必問嘗貴後賤，雖不中邪，病從內生，名曰脫營。嘗富後貧，名曰失精，五氣留連，病有所并。醫工診之，不在藏府，不變軀形，診之而疑，不知病名，身體日減，氣虛無精，病深無氣，洒洒然時驚。病深者，以其外耗于衛，內奪于榮。良工所失，不知病情，此亦治之一過也。

凡欲診病者，必問飲食居處，暴樂暴苦，始樂後苦，皆傷精氣。精氣竭絕，形體毀沮。暴怒傷陰，暴喜傷陽。厥氣上行，滿脈去形。愚醫治之，不知補寫，不知病情，精華日脫，邪氣迺并，此治之二過也。

善為脈者，必以比類、奇恒，從容知之，為工而不知道，此診之不足貴，此治之三過也。

診有三常，必問貴賤，封君敗傷，及欲侯王？故貴脫勢，雖不中邪，精神內傷，身必敗亡。始富後貧，雖不傷邪，皮焦筋屈，痿躄為攣，醫不能嚴，不能動神，外為柔弱，亂至失常，病不能移，則醫事不行，此治之四過也。

凡診者，必知終始，有知余緒，切脈問名，當合男女。離絶菀結，憂恐喜怒，五藏空虚，血氣離守，工不能知，何術之語。嘗富大傷，斬筋絶脈，身體復行，令澤不息，故傷敗結，留薄歸陽，膿積寒炅。麤工治之，亟刺陰陽，身體解散，四支轉筋，死日有期，醫不能明，不問所發，唯言死日，亦為麤工，此治之五過也。

凡此五者，皆受術不通，人事不明也。故曰：聖人之治病也，必知天地陰陽，四時經紀，五藏六府，雌雄表裏，刺灸砭石，毒藥所主，從容人事，以明經道，貴賤貧富，各異品理，問年少長勇怯之理審于分部，知病本始，八正九候，診必副矣。治病之道，氣内為寶，循求其理，求之不得，過在表裏。守數據治，無失俞理，能行此術，終身不殆。不知俞理，五藏菀熱，癰發六府。診病不審，是謂失常，謹守此治，與經相明。上經下經，揆度陰陽，奇恒五中，決以明堂，審于始終，可以横行。

徵四失論篇第七十八

新校正云：按全元起本在第八卷《名方論得失明》著

黃帝在明堂，雷公侍坐。黃帝曰：夫子所通書，受事衆多矣，試言得失之意，所以得之，所以失之。雷公對曰：循經受業，皆言十全，其時有過失者，請聞其事解也。

帝曰：子年少，智未及邪，將言以雜合耶。夫經脈十二、絡脈三百六十五，此皆人之所明知，工之所循用也。所以不十全者。精神不專，志意不理，外内相失，故時疑殆。

診不知陰陽逆從之理，此治之一失矣。受師不卒，妄作雜術，謬言為道，更名自功，妄用砭石、後遺身咎，此治之二失也。不適貧富貴賤之居，坐之薄厚，形之寒温，不適飲食之宜，不別人之勇怯，不知比類，足以自亂，不足以自明，此治之三失也。診病不問其始，憂患飲食之失節，起居之過度，或傷于毒，不先言此，卒持寸口，何病能中，妄言作名，為麤所窮，此治之四失也。

是以世人之語者，馳千里之外，不明尺寸之論，診無人事，治數之道，從容之葆。坐持寸口，診不中五脈，百病所起，始以自怨，遺師其咎，是故治不能循理，棄術于市，妄治時愈，愚心自得。嗚呼，窈窈冥冥，孰知其道。道之大者，擬于天地，配于四海，汝不知道之論，受以明為晦。

卷第二十四

啟玄子次注林億孫奇高保衡等奉敕校正孫兆重改誤

陰陽類論篇第七十九 新校正云：按全元起本在第八卷

孟春始至，黄帝燕坐臨觀八極，正八風之氣，而問雷公曰：陰陽之類，經脈之道，五中所主，何藏最貴？雷公對曰：春甲乙青，中主肝，治七十二日，是脈之主時，臣以其藏最貴。帝曰：却念上下經，陰陽從容，子所言貴，最其下也。

雷公致齋七日，旦復侍坐。帝曰：三陽為經，二陽為維，一陽為遊部，此知五藏終始。三陽為表，二陰為裏，一陰至絶，作朔晦，却具合以正其理。雷公曰：受業未能明。帝曰：所謂三陽者，太陽為經。三陽脈至手太陰，絃浮而不沈，決以度，察以心，合之陰陽之論。所謂二陽者陽明也，至手太陰，絃而沈急不鼓，炅至以病皆死。一陽者少陽也，至手太陰上連人迎，絃急懸不絶，此少陽之病也，專陰則死。三陰者，六經之所主也。交于太陰、伏鼓不浮，上空志心。二陰至肺，其氣歸膀胱，外連脾胃。一陰獨至，經絶氣浮，不鼓，鈎而滑。此六脈者，乍陰乍陽，交屬相并，繆通五藏，合于陰陽。先至為主，後至為客。

雷公曰：臣悉盡意，受傳經脈，頌得從容之道以合從容，不知陰陽，不知雌雄。帝曰：三陽為父，二陽為衛，一陽為紀；三陰為母，二陰為雌，一陰為獨使。二陽一陰，陽明主病，不勝一陰，耎而動，九竅皆沈。三陽一陰，太陽脈勝，一陰不能止，内亂五藏，外為驚駭。二陰二陽病在肺，少陰脈沈，勝肺傷脾，外傷四支。二陰二陽皆交至，病在腎，罵詈妄行，巔疾為狂。二陰一陽，病出于腎。陰氣客遊于心脘，下空竅堤，閉塞不通，四支別離。一陰一陽代絶，此陰氣至心，上下無常，出入不知，喉咽干燥，病在土脾。二陽三陰，至陰皆在，陰不過陽，陽氣不能止陰，陰陽并絶，浮為血瘕，沈為膿胕。陰陽皆壯，下至陰陽，上合昭昭，下合冥冥，診決死生之期，遂合歲首。

雷公曰：請問短期。黄帝不應。雷公復問，黄帝曰：在經論中。雷公曰：請問短期。黄帝曰：冬三月之病，病合于陽者，至春正月，脈有死徵，皆歸出春。冬三月之病，在理已盡，草與柳葉皆殺，春陰陽皆絶，期在孟春。春三月之病曰陽殺，陰陽皆絶，期在草干。夏三月之病，至陰不過十日，陰陽交，期在溓水。秋三月之病，三陽俱起，不治自已。陰陽交合者，立不能坐，坐不能起。三陽獨至，期在石水。二陰獨至，期在盛水。

方盛衰論篇第八十 新校正云：按全元起本在第八卷

雷公請問：氣之多少，何者為逆？何者為從？黃帝荅曰：陽從左，陰從右，老從上，少從下，是以春夏歸陽為生，歸秋冬為死，反之則歸秋冬為生，是以氣多少，逆皆為厥。

問曰：有余者厥耶？荅曰：一上不下，寒厥到膝，少者秋冬死，老者秋冬生。氣上不下，頭痛巔疾，求陽不得，求陰不審，五部隔無徵，若居曠野，若伏空室，緜緜乎屬不滿日。

是以少氣之厥，令人妄夢，其極至迷。三陽絶，三陰微，是為少氣。

是以肺氣虛，則使人夢見白物，見人斬血藉藉。得其時則夢見兵戰。腎氣虛，則使人夢見舟船溺人，得其時則夢伏水中，若有畏恐。肝氣虛，則夢見菌香生草，得其時則夢伏樹下不敢起。心氣虛，則夢救火陽物，得其時則夢燔灼。脾氣虛，則夢飲食不足，得其時則夢築垣蓋屋。此皆五藏氣虛，陽氣有余，陰氣不足，合之五診，調之陰陽，以在《經脈》。

診有十度，度人、脈度、藏度、肉度、筋度、俞度。陰陽氣盡，人病自具。脈動無常，散陰頗陽，脈脱不具，診無常行，診必上下，度民君卿，受師不卒，使術不明，不察逆從，是為妄行，持雌失雄，棄陰附陽，不知并合，診故不明，傳之後世，反論自章。

至陰虚，天氣絶；至陽盛，地氣不足。陰陽并交，至人之所行。陰陽并交者，陽氣先至，陰氣後至。

是以聖人持診之道，先後陰陽而持之，奇恒之勢，廼六十首，診合微之事，追陰陽之變，章五中之情，其中之論，取虚實之要，定五度之事，知此廼足以診。

是以切陰不得陽，診消亡；得陽不得陰，守學不湛。知左不知右，知右不知左，知上不知下，知先不知後，故治不夂。知丑知善，知病知不病，知高知下，知坐知起，知行知止，用之有紀，診道廼具，萬世不殆。

起所有余，知所不足，度事上下，脈事因格。是以形弱氣虚死，形氣有余，脈氣不足死；脈氣有余，形氣不足生。

是以診有大方，坐起有常，出入有行，以轉神明，必清必淨，上觀下觀，司八正邪，别五中部，按脈動靜，循尺滑濇寒温之意，視其大小，合之病能，逆從以得，復知病名，診可十全，不失人情，故診之或視息視意，故不失條理，道甚明察，故能長夂。不知此道，失經絶理，亡言妄期，此謂失道。

解精微論篇第八十一

新校正云：按全元起本在第八卷《名方論解》

黃帝在明堂，雷公請曰：臣授業傳之，行教以經論，從容形法，陰陽刺灸，湯藥所滋，行治有賢不肖，未必能十全。若先言悲哀喜怒，燥濕寒暑，陰陽婦女，請問其所以然者。卑賤富貴，人之形體所從，群下通使，臨事以適道術，謹聞命矣。請問有毚愚仆漏之問，不在經者，欲聞其狀。帝曰：大矣。

公請問：哭泣而淚不出者，若出而少涕，其故何也？帝曰：在經有也。復問：不知水所從生，涕所從出也。帝曰：若問此者，無益于治也。工之所知，道之所生也。夫心者，五藏之專精也，目者其竅也，華色者其榮也。是以人有德也，則氣和于目，有亡，憂知于色。是以悲哀則泣下，泣下水所由生。水宗者，積水也。積水者，至陰也。至陰者，腎之精也。宗精之水所以不出者，是精持之也。輔之裹之，故水不行也。夫水之精為志，火之精為神，水火相感，神志俱悲，是以目之水生也。故諺言曰：心悲名曰志悲，志與心精共湊于目也。是以俱悲則神氣傳于心，精上不傳于志，而志獨悲，故泣出也。泣涕者，腦也。腦者，陰也。髓者，骨之充也。故腦滲為涕。志者骨之主也，是以水流而涕從之者，其行類也。夫涕之與泣者，譬如人之兄弟，急則俱死，生則俱生，其志以早悲，是以涕泣俱出而横行也。夫人涕泣俱出而相從者，所屬之類也。

雷公曰：大矣。請問人哭泣而淚不出者，若出而少，涕不從之何也？帝曰：夫泣不出者，哭不悲也。不泣者，神不慈也。神不慈，則志不悲，陰陽相持，泣安能獨來？夫志悲者惋，惋則衝陰，衝陰則志去目，志去則神不守精，精神去目，涕泣出也。且子獨不誦不念夫經言乎？厥則目無所見。夫人厥則陽氣并于上，陰氣并于下，陽并于上則火獨光也；陰并于下則足寒，足寒則脹也。夫一水不勝五火，故目眥盲。是以衝風，泣下而不止。夫風之中目也，陽氣内守于精。是火氣燔目，故見風則泣下也。有以比之，夫火疾風生，迺能雨，此之類也。

遺篇

刺法論篇第七十二（遺篇）

黃帝問曰：升降不前，氣交有變，即成暴鬱，余已知之。何如預救生靈，可得却乎？岐伯稽首再拜對曰：昭乎哉問！臣聞夫子言，既明天元，須窮刺法，可以折鬱扶運，補弱全真，寫盛蠲余，令除斯苦。帝曰：願卒聞之。岐伯曰：升之不前，即有甚凶也。木欲升而天柱室抑之，木欲發鬱，亦須待時，當刺足厥陰之井。火欲升而天蓬室抑之，火欲發鬱，亦須待時，君火相火同刺包絡之熒。土欲升而天衝室抑之，土欲發鬱，亦須待時，當刺足太陰之俞。金欲升而天英室抑之，金欲發鬱，亦須待時，當刺手太陰之經。水欲升而天芮室抑之，水欲發鬱，亦須待時，當刺足少陰之合。

帝曰：升之不前，可以預備，願聞其降，可以先防。岐伯曰：既明其升，必達其降也。升降之道，皆可先治也。木欲降而地晶室抑之，降而不入，抑之鬱發，散而可得位，降而鬱發，暴如天間之待時也。降而不下，鬱可速矣，降可折其所勝也，當刺手太陰之所出，刺手陽明之所入。火欲降而地玄室抑之，降而不入，抑之鬱發，散而可入，當折其所勝，可散其鬱，當刺足少陰之所出，刺足太陽之所入。土欲降而地蒼室抑之，降而不下，抑之鬱發，散而可入，當折其勝，可散其鬱，當刺足厥陰之所出，刺足少陽之所入。金欲降而地彤室抑之，降而不下，抑之鬱發，散而可入，當折其勝，可散其鬱，當刺心包絡所出，刺手少陽所入也。水欲降而地阜室抑之，降而不下，抑之鬱發，散而可入，當折其勝，可散其鬱，當刺足太陰之所出，刺足陽明之所入。

帝曰：五運之至有前後，與升降往來，有所承抑之，可得聞乎刺法？岐伯曰：當取其化源也。是故太過取之，不及資之，太過取之，次抑其鬱，取其運之化源，令折鬱氣；不及資之，以扶運氣，以避虛邪也。

黃帝問曰：升降之刺，以知其要。願聞司天未得遷正，使司化之失其常政，即萬化之或其皆妄，然與民為病，可得先除，欲濟群生，願聞其説。岐伯稽首再拜曰：悉乎哉問！言其至理，聖念慈憫，欲濟群生，臣廼盡陳斯道，可申洞微。太陽復布，即厥陰不遷正，不遷正，氣塞于上，當寫足厥陰之所流。厥陰復布，少陰不遷正，不遷正，即氣塞于上，當刺心包絡脈之所流。少陰復布，太陰不遷正，不遷正，即氣留于上，當刺足太陰之所流。太陰復布，少陽不遷正，不遷正，則氣塞未通，當刺手少陽之所流。少陽復布，則陽明不遷正，不遷正，則氣未通上，當刺手太陰之所流。陽明復布，太陽不遷正，不遷正，則復塞其氣，當刺足少陰之所流。

帝曰：遷正不前，以通其要。願聞不退，欲折其余，無令過失，可得明乎？

岐伯曰：氣過有余，復作布正，是名不退位也。使地氣不得後化，新司天未可遷正，故復布化令如故也。巳亥之歲，天數有余，故厥陰不退位也，風行于上，木化布天，當刺足厥陰之所入。子午之歲，天數有余，故少陰不退位也，熱行于上，火余化布天，當刺手厥陰之所入。丑未之歲，天數有余，故太陰不退位也，濕行于上，雨化布天，當刺足太陰之所入。寅申之歲，天數有余，故少陽不退位也，熱行于上，火化布天，當刺手少陽之所入。卯酉之歲，天數有余，故陽明不退位也，金行于上，燥化布天，當刺手太陰之所入。辰戌之歲，天數有余，故太陽不退位也，寒行于上，凜水化布天，當刺足少陰之所入。故天地氣逆，化成民病，以法刺之，預可平痾。

黃帝問曰：剛柔二干，失守其位，使天運之氣皆虛乎？與民為病可得平乎？岐伯曰：深乎哉問！明其奧旨，天地迭移，三年化疫，是謂根之可見，必有逃門。

假令甲子剛柔失守，剛未正，柔孤而有虧，時序不令，即音律非從，如此三年，變大疫也。詳其微甚，察其淺深，欲至而可刺，刺之當先補腎俞，次三日，可刺足太陰之所注。又有下位己卯不至，而甲子孤立者，次三年作土癘，其法補寫，一如甲子同法也。其刺以畢，又不須夜行及遠行，令七日潔，清靜齋戒，所有自來。腎有久痛者，可以寅時面向南，淨神不亂思，閉氣不息七遍，以引頸咽氣順之，如咽甚硬物，如此七遍後，餌舌下津令無數。

假令丙寅剛柔失守，上剛干失守，下柔不可獨主之，中水運非太過，不可執法而定之。布天有余，而失守上正，天地不合，即律呂音異，如此即天運失序，後三年變疫。詳其微甚，差有大小，徐至即後三年，至甚即首三年，當先補心俞，次五日，可刺腎之所入。又有下位地甲子辛巳柔不附剛，亦名失守，即地運皆虛，後三年變水癘，即刺法皆如此矣。其刺如華，慎其大喜欲情于中，如不忌，即其氣復散也，令靜七日，心欲實，令少思。

假令庚辰剛柔失守，上位失守，下位無合，乙庚金運，故非相招，布天未退，中運勝來，上下相錯，謂之失守，姑洗林鐘，商音不應也。如此則天運化易，三年變大疫。詳其天數，差有微甚，微即微，三年至，甚即甚，三年至，當先補肝俞，次三日，可刺肺之所行。刺畢，可靜神七日，慎勿大怒，怒必眞氣却散之。又或在下地甲子乙未失守者，即乙柔干，即上庚獨治之，亦名失守者，即天運孤主之，三年變癘，名曰金癘，其至待時也。詳其地數之等差，亦推其微甚，可知遲速耳。諸位乙庚失守，刺法同。肝欲平，即勿怒。

假令壬午剛柔失守，上壬未遷正，下丁獨然，即雖陽年，虧及不同，上下失守，相招其有期，差之微甚，各有其數也，律呂二角，失而不和，同音有日，微甚如見，三年大疫。當刺脾之俞，次三日，可刺肝之所出也。刺畢，靜神七日，勿大醉歌樂，其氣復散，又勿飽食，勿食生物，欲令脾實，氣無滯飽，無久坐，食無太痠，無食一切生物，宜甘宜淡。又或地下甲子丁酉失守其位，未得中司，即氣不當位，下不與壬奉合者，亦名失守，非名合德，故柔不附剛，即地運不合，三年變癘，其刺法亦如木疫之法。

假令戊申剛柔失守，戊癸雖火運，陽年不太過也，上失其剛，柔地獨主，其氣不正，故有邪干，迭移其位，差有淺深，欲至將合，音律先同，如此天運失時，三年之中，火疫至矣，當刺肺之俞。刺畢，靜神七日，勿大悲傷也，悲傷即肺動，而眞氣復散也，人欲實肺者，要在息氣也。又或地下甲子癸亥失守者，即柔失守位也，即上失其剛也。即亦名戊癸不相合德者也，即運與地虛，後三年變癘，即名火癘。

是故立地五年，以明失守，以窮法刺，于是疫之與癘，即是上下剛柔之名也，窮歸一體也。即刺疫法，只有五法，即總其諸位失守，故只歸五行而統之也。

黃帝曰：余聞五疫之至，皆相染易，無問大小，病狀相似，不施救療，如何可得不相移易者？岐伯曰：

不相染者，正氣存內，邪氣可干，避其毒氣，天牝從來，復得其往，氣出于腦，即不邪干。氣出于腦，即室先想心如日，欲將入于疫室，先想青氣自肝而出，左行于東，化作林木；次想白氣自肺而出，右行于西，化作戈甲；次想赤氣自心而出，南行于上，化作燄明；次想黑氣自腎而出，北行于下，化作水；次想黃氣自脾而出，存于中央，化作土。五氣護身之畢，以想頭上如北斗之煌煌，然後可入于疫室。又一法，于春分之日，日未出而吐之。又一法，于雨水日後，三浴以藥泄汗。又一法，小金丹方：辰砂二兩，水磨雄黃一兩，葉子雌黃一兩，紫金半兩，同入合中，外固，了地一尺築地實，不用爐，不須藥制，用火二十斤煅之也；七日終，候冷七日取，次日出合子埋藥地中，七日取出，順日研之三日，煉白沙蜜為丸，如梧桐子大，每日望東吸日華氣一口，冰水一下丸，和氣咽之，服十粒，無疫干也。

黃帝問曰：人虛即神遊失守位，使鬼神外干，是致夭亡，何以全真？願聞刺法。岐伯稽首再拜曰：昭乎哉問！謂神移失守，雖在其體，然不致死，或有邪干，故令夭壽。只如厥陰失守，天以虛，人氣肝虛，感天重虛。即魂遊于上，邪干，厥大氣，身溫猶可刺之，刺其足少陽之所過，次刺肝之俞。人病心虛，又遇君相二火司天失守，感而三虛，遇火不及，黑屍鬼犯之，令人暴亡，可刺手少陽之所過，復刺心俞。人脾病，又遇太陰司天失守，感而三虛，又遇土不及，青屍鬼邪，犯之于人，令人暴亡，可刺足陽明之所過，復刺脾之俞。人肺病，遇陽明司天失守，感而三虛，又遇金不及，有赤屍鬼干人，令人暴亡，可刺手陽明之所過，復刺肺俞。人腎病，又遇太陽司天失守，感而三虛，又遇水運不及之年，有黃屍鬼，干犯人正氣，吸人神魂，致暴亡，可刺足太陽之所過，復刺腎俞。

黃帝問曰：十二藏之相使，神失位，使神彩之不圓，恐邪干犯，治之可刺？願聞其要。岐伯稽首再拜曰：悉乎哉問！至理道眞宗，此非聖帝，焉窮斯源，是謂氣神合道，契符上天。心者，君主之官，神明出焉，可刺手少陰之源。肺者，相傅之官，治節出焉，可刺手太陰之源。肝者，將軍之官，謀慮出焉，可刺足厥陰之源。膽者，中正不官，決斷出焉，可刺足少陽之源。膻中者，臣使之官，喜樂出焉，可刺心包絡所流。脾為諫議之官，知周出焉，可刺脾之源。胃為倉廩之官，五味出焉，可刺胃之源。大腸者，傳道之官，變化出焉，可刺大腸之源。小腸者，受盛之官，化物出焉，可刺小腸之源。腎者，作強之官，伎巧出焉，刺其腎之源。三焦者，決瀆之官，水道出焉，刺三焦之源。膀胱者，州都之官，津液藏焉，氣化則能出矣，刺膀胱之源。凡此十二官者，不得相失也。是故刺法有全神養眞之旨，亦法有脩眞之道，非治疾也。故要脩養和神也，道貴常存，補神固根，精氣不散，神守不分，然即神守而雖不去，亦能全眞，人神不守，非達至眞，至眞之要，在乎天玄，神守天息，復入本元，命曰歸宗。

本病論篇第七十三（遺篇）

黃帝問曰：天元九室，余已知之，願聞氣交，何名失守？岐伯曰：謂其上下升降，遷正退位，各有經論，上下各有不前，故名失守也。是故氣交失易位，氣交迺變，變易非常，即四失序，萬化不安，變民病也。

帝曰：升降不前，願聞其故；氣交有變，何以明知？岐伯曰：昭乎哉問，明乎道矣！氣交有變，是謂天地機，但欲降而不得降者，地窒刑之。又有五運太過，而先天而至者，即交不前，但欲升而不得其升，中運抑之，但欲降而不得其降，中運抑之。于是有升之不前，降之不下者，有降之不下，升而至天者，有升降俱不前，作如此之分別，即氣交之變。變之有異，常各各不同，災有微甚者也。

帝曰：願聞氣交遇會勝抑之由，變成民病，輕重何如？岐伯曰：勝相會，抑伏使然。是故辰戌之歲，木氣升之，主逢天柱，勝而不前；又遇庚戌，金運先天，中運勝之，忽然不前，木欲升天，金迺抑之，升而不前，即清生風少，肅殺于春，露霜復降，草木迺萎。民病温疫早發，咽嗌迺干，兩脇滿，支節皆痛；久而化鬱，即大風摧拉，折隕鳴紊。民病卒中偏痺，手足不仁。

是故巳亥之歲，君火升天，主窒天蓬，勝之不前；又厥陰未遷正，則少陰未得升天，水運以至其中者，君火欲升，而中水運抑之，升之不前，即清寒復作，冷生旦暮。民病伏陽，而內生煩熱，心神驚悸，寒熱間作；

日久成鬱，即暴熱迺至，赤風腫翳，化疫，温癘暖作，赤氣彰而化火疫，皆煩而躁渴，渴甚，治之以泄之可止。

是故子午之歲，太陰升天，主窒天衝，勝之不前；又或遇壬子，木運先天而至者，中木運抑之也，升天不前，即風埃四起，時舉埃昏，雨濕不化。民病風厥涎潮，偏痺不隨，脹滿；久而伏鬱，即黄埃化疫也。民病夭亡，臉支胕黄疸滿閉。濕令弗布，雨化迺微。

是故丑未之年，少陽升天，主窒天蓬，勝之不前；又或遇太陰未遷正者，即少陰未升天也，水運以至者，升天不前，即寒雰反布，凜冽如冬，水復涸，冰再結，暄暖乍作，冷復布之，寒暄不時。民病伏陽在内，煩熱生中，心神驚駭，寒熱間爭；以久成鬱，即暴熱迺生，赤風氣腫翳，化成鬱癘，迺化作伏熱内煩，痺而生厥，甚則血溢。

是故寅申之年，陽明升天，主窒天英，勝之不前；又或遇戊申戊寅，火運先天而至；金欲升天，火運抑之，升之不前。即時雨不降，西風數舉，咸鹵燥生。民病上熱喘嗽，血溢；久而化鬱，即白埃翳霧，清生殺氣，民病脇滿，悲傷，寒鼽嚏，嗌干，手拆皮膚燥。

是故卯酉之年，太陽升天，主窒天芮，勝之不前；又遇陽明未遷正者，即太陽未升天也，土運以至，水欲升天，土運抑之，升之不前，即濕而熱蒸，寒生兩間。民病厥逆而噦，熱生于内，氣痺于外，足脛痠疼，反生心悸，懊熱，暴煩而復厥。

黄帝曰：升之不前，余已盡知其旨，願聞降之不下，可得明乎？岐伯曰：悉乎哉問也！是之謂天地微旨，可以盡陳斯道。所謂升已必降也，至天三年，次歲必降，降而入地，始為左間也。如此升降往來，命之六紀也。

是故丑未之歲，厥陰降地，主窒地畠，勝而不前；又或遇少陰未退位，即厥陰未降下，金運以至中，金運承之，降之未下，抑之變鬱，木欲降下，金運承之，降而不下，蒼埃遠見，白氣承之，風舉埃昏，清燥行殺，霜露復下，肅殺布令。久而不降，抑之化鬱，即作風燥相伏，暄而反清，草木萌動，殺霜迺下，蟄蟲未見，懼清傷藏。

是故寅申之歲，少陰降地，主窒地玄，勝之不入；又或遇丙申丙寅，水運太過，先天而至，君火欲降，水運承之，降而不下，即彤雲才見，黑氣反生，暄暖如舒，寒常布雪，凜冽復作，天雲慘淒。久而不降，伏之化鬱，寒勝復熱，赤風化疫，民病面赤、心煩、頭痛、目眩也，赤氣彰而温病欲作也。

是故卯酉之歲，太陰降地，主窒地蒼，勝之不入；又或少陽未退位者，即太陰未得降也；或木運以至，木運承之，降而不下，即黃雲見而青霞彰，鬱蒸作而大風，霧翳埃勝，折隕迺作。久而不降也，伏之化鬱，天埃黃氣，地布濕蒸。民病四支不舉、昏眩、支節痛、腹滿填臆。

是故辰戌之歲，少陽降地，主窒地玄，勝之不入；又或遇水運太過，先天而至也，水運承之，降而不下，即彤雲才見，黑氣反生，暄暖欲生，冷氣卒至，甚則冰雹也。久而不降，伏之化鬱，冰氣復熱，赤風化疫，民病面赤、心煩、頭痛、目眩也，赤氣彰而熱病欲作也。

是故巳亥之歲，陽明降地，主窒地彤，勝而不入；又或遇太陽未退位，即陽明未得降；即火運以至之，火運承之，降而不下，即天清而肅，赤氣迺彰，暄熱反作。民皆昏倦，夜臥不安，咽干引飲，懊熱内煩，大清朝暮，暄還復作；久而不降，伏之化鬱，天清薄寒，遠生白氣。民病掉眩，手足直而不仁，兩脇作痛，滿目䀮䀮。

是故子午之年，太陽降地，主窒地阜勝之，降而不入；又或遇土運太過，先天而至，土運承之，降而不下，即天彰黑氣，冥暗淒慘，才施黄埃而布濕，寒化令氣，蒸濕復令。久而不降，伏之化鬱，民病大厥，四支重怠，陰痿少力，天布沈陰，蒸濕間作。

帝曰：升降不前，晰知其宗，願聞遷正，可得明乎？岐伯曰：正司中位，是謂遷正位，司天不得其遷正者，即前司天，以過交司之日，即遇司天太過有余日也，即仍舊治天數，新司天未得遷正也。厥陰不遷正，即風暄不時，花卉萎瘁。民病淋溲，目系轉，轉筋，喜怒，小便赤。風欲令而寒由不去，温暄不正，春正失時。少陰不遷正，即冷氣不退，春冷後寒，暄暖不時。民病寒熱，四支煩痛，膂脊強直。木氣雖有余，位不過于君火也。太陰不遷正，即雲雨失令，萬物枯焦，當生不發。民病手足支節腫滿，大腹水腫，填臆不食，飧泄脇滿，四支不舉。雨化欲令，熱猶治之，温煦于氣，亢而不澤。少陽不遷正，即炎灼弗令，苗莠不榮，酷暑于秋，肅殺晚至，霜露不時。民病痎瘧，骨熱，心悸，驚駭；甚時血溢。陽明不遷正，則暑化于前，肅殺于後，草木反榮。民病寒熱，鼽嚏，皮毛折，爪甲枯焦；甚則喘嗽息高，悲傷不樂。熱化迺布，燥化未令，即清勁未行，肺金復病。太陽不遷正，即冬清反寒，易令于春，殺霜在前，寒冰于後，陽光復治，凜冽不作，雰雲待时，民病温癘至，喉閉嗌干，煩躁而渴，喘息而有音也。寒化待燥，猶治天氣，過失序，與民作災。

帝曰：遷正早晚，以命其旨，願聞退位，可得明哉？岐伯曰：所謂不退者，即天數未終，即天數有余，名曰復布政，故名曰再治天也。即天令如故，而不退位也。厥陰不退位，即大風早舉，時雨不降，濕令不化，民病温疫，疵廢，風生，皆支節痛，頭目痛，伏熱内煩，咽喉干引飲。少陰不退位，即温生春冬，蟄蟲早至，草木發生，民病鬲熱，咽干，血溢，驚駭，小便赤澀，丹瘤，瘡瘍留毒。太陰不退位，而且寒暑不時，埃昏布作，濕令不去，民病四支少力，食飲不下，泄注淋滿，足脛寒，陰痿，閉塞，失溺，小便數。少陽不退位，即熱生于春，暑廼後化，冬温不凍，流水不冰，蟄蟲出見，民病少氣，寒熱更作，便血，上熱，小腹堅滿，小便赤沃，甚則血溢。陽明不退位，即春生清冷，草木晚榮，寒熱間作。民病嘔吐，暴注，食飲不下，大便干燥，四支不舉，目冥掉眩。太陽不退位，即春寒夏作，冷雹廼降，沈陰昏翳，二之氣寒猶不去。民病痹厥，陰痿，失溺，膺膝皆痛，温癘晚發。

帝曰：天歲早晚，余已知之，願聞地數，可得聞乎？岐伯曰：地下遷正、升天及退位不前之法，即地土產化，萬物失時之化也。

帝曰：余聞天地二甲子，十干十二支，上下經緯天地，數有迭移，失守其位，可得昭乎？岐伯曰：失之迭位者，謂雖得歲正，未得正位之司，即四時不節，即生大疫。

假令甲子陽年，土運太窒，如癸亥天數有余者，年雖交得甲子，厥陰猶尚治天，地已遷正，陽明在泉，去歲少陽以作右間，即厥陰之地陽明，故不相和奉者也。癸巳相會，土運太過，虛反受木勝，故非太過也，何以言土運太過，況黃鐘不應太窒，木即勝而金還復，金既復而少陰如至，即木勝如火而金復微，如此則甲己失守，後三年化成土疫，晚至丁卯，早至丙寅，土疫至也，大小善惡，推其天地，詳乎太一。又只如甲子年，如甲至子而合，應交司而治天，即下己卯未遷正，而戊寅少陽未退位者，亦甲己未合德也，即土運非太過，而木迺乘虛而勝土也，金次又行復勝之，即反邪化也。陰陽天地殊異爾，故其大小善惡，一如天地之法旨也。

假令丙寅陽年太過，如乙丑天數有余者，雖交得丙寅，太陰尚治天也。地已遷正，厥陰司地，去歲太陽以作右間，即天太陰而地厥陰，故地不奉天化也。乙辛相會，水運太虛，反受土勝，故非太過，即太簇之管，太羽不應，土勝而雨化，木復即風，此者丙辛失守其會，後三年化成水疫，晚至己巳，早至戊辰，甚即速，微即徐，水疫至也，大小善惡，推其天地數迺太乙遊宮。又只如丙寅年，丙至寅且合，應交司而治天，即辛巳未得遷正，而庚辰太陽未退位者，亦丙辛不合德也，即水運亦小虛而小勝，或有復，後三年化癘，名曰水癘，其狀如水疫。治法如前。

假令庚辰陽年太過，如己卯天數有余者，雖交得庚辰年也，陽明猶尚治天，地已遷正，太陰司地，去歲少陰以作右間，即天陽明而地太陰也，故地不奉天也。乙己相會，金運太虛，反受火勝，故非太過也，即姑洗之管，太商不應，火勝熱化，水復寒刑，此乙庚失守，其後三年化成金疫也，速至壬午，徐至癸未，金疫至也，大小善惡，推本年天數及太乙也。又只如庚辰，如庚至辰，且應交司而治天，即下乙未得遷正者，即地甲午少陰未退位者，且乙庚不合德也，即下乙未柔干失剛，亦金運小虛也，有小勝或無復，後三年化癘，名曰金癘，其狀如金疫也。治法如前。

假令壬午陽年太過，如辛巳天數有余者，雖交得壬午年也，厥陰猶尚治天，地已遷正，陽明在泉，去歲丙申少陽以作右間，即天厥陰而地陽明，故地不奉天者也。丁辛相合會，木運太虛，反受金勝，故非太過也，即蕤賓之管，太角不應，金行燥勝，火化熱復，甚即速，微即徐。疫至大小善惡，推疫至之年天數及太一。又只如壬，午如壬至午，且應交司而治天，即下丁酉未得遷正者，即地下丙申少陽未得退位者，見丁壬不合德也，即丁柔干失剛，亦木運小虛也，有小勝小復。後三年化癘，名曰木癘，其狀如風疫。治法如前。

假令戊申陽年太過，如丁未天數太過者，雖交得戊申年也。太陰猶尚治天，地已遷正，厥陰在泉，去歲壬戌太陽以退位作右間，即天丁未，地癸亥，故地不奉天化也。丁癸相會，火運太虛，反受水勝，故非太過也，即夷則之管，上太徵不應，此戊癸失守其會，後三年化疫也，速至庚戌，大小善惡，推疫至之年天數及太一。又只如戊申，如戊至申，且應交司治天，即下癸亥未得遷正者，即地下壬戌太陽未退者，見戊癸亥未合德也，即下癸柔干失剛，見火運小虛，有小勝或無復也，後三年化癘，名曰火癘也。治法如前；治之法，可寒之泄之。

黃帝曰：人氣不足，天氣如虛，人神失守，神光不聚，邪鬼干人，致有夭亡，可得聞乎？岐伯曰：人之五藏，一藏不足，又會天虛，感邪之至也。人憂愁思慮即傷心，又或遇少陰司天，天數不及，太陰作接間至，即謂天虛也，此即人氣天氣同虛也。又遇驚而奪精，汗出于心，因而三虛，神明失守。心為君主之官，神明出焉，神失守位，即神遊上丹田，在帝太一帝群泥丸宮。神既失守，神光不聚，却遇火不及之歲，有黑屍鬼見之，令人暴亡。人飲食、勞倦即傷脾，又或遇太陰司天，天數不及，即少陽作接間至，即謂天虛也，此即人氣虛而天氣虛也。又遇飲食飽甚，汗出于胃，醉飽行房，汗出于脾，因而三虛，脾神失守，脾為諫議之官，智周出焉，神既失守，神光失位而不聚也，却遇土不及之年，或已年或甲年失守，或太陰天虚，青尸鬼見之，令人卒亡。人久坐濕地，强力入水即傷腎，腎為作强之官，伎巧出焉。因而三虚，腎神失守，神志失位，神光不聚，却遇水不及之年，或辛不會符，或丙年失守，或太陽司天虚，有黄尸鬼至，見之令人暴亡。人或恚怒，氣逆上而不下，即傷肝也。又遇厥陰司天，天數不及，即少陰作接間至，是謂天虚也，此謂天虚人虚也。又遇疾走恐懼，汗出于肝。肝為將軍之官，謀慮出焉。神位失守，神光不聚，又遇木不及年，或丁年不符，或壬年失守，或厥陰司天虚也，有白尸鬼見之，令人暴亡也。已上五失守者，天虚而人虚也，神遊失守其位，即有五尸鬼干人，令人暴亡也，謂之曰尸厥。人犯五神易位，即神光不圓也。非但尸鬼，即一切邪犯者，皆是神失守位故也。此謂得守者生，失守者死。得神者昌，失神者亡。

黃帝內經素問：

從病因到診治，探究陰陽五行及臟腑經絡，中醫診療的奠基石

主　　編：楊建宇，郭海燕，李孝英
發 行 人：黃振庭
出 版 者：崧燁文化事業有限公司
發 行 者：崧燁文化事業有限公司
E-mail：sonbookservice@gmail.com
粉 絲 頁：https://www.facebook.com/sonbookss/
網　　址：https://sonbook.net/
地　　址：台北市中正區重慶南路一段 61 號 8 樓
8F., No.61, Sec. 1, Chongqing S. Rd., Zhongzheng Dist., Taipei City 100, Taiwan

電　　話：(02)2370-3310
傳　　真：(02)2388-1990
印　　刷：京峯數位服務有限公司
律師顧問：廣華律師事務所 張珮琦律師

定　　價：399 元
發行日期：2024 年 12 月第一版
◎本書以 POD 印製

國家圖書館出版品預行編目資料

黃帝內經素問：從病因到診治，探究陰陽五行及臟腑經絡，中醫診療的奠基石 / 楊建宇，郭海燕，李孝英 主編 . -- 第一版 . -- 臺北市 : 崧燁文化事業有限公司 , 2024.12
面； 公分
POD 版
ISBN 978-626-416-135-0(平裝)
1.CST: 素問 2.CST: 中醫典籍
413.111　　113017448

電子書購買

爽讀 APP

臉書